JN064525

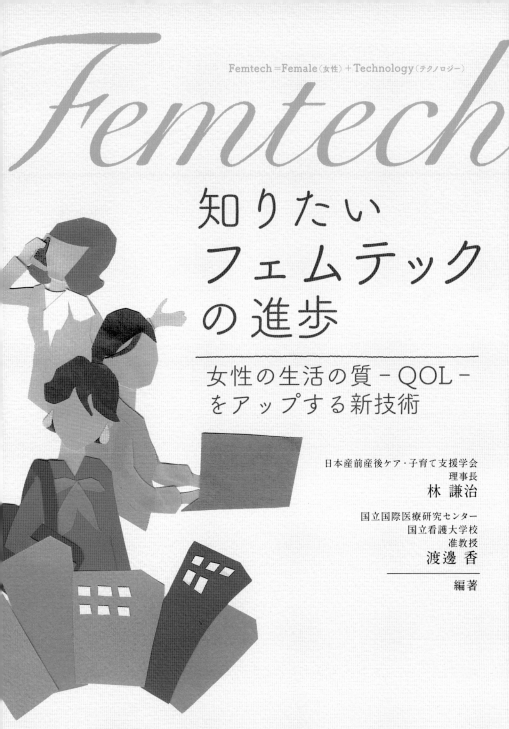

Femtech＝Female（女性）＋Technology（テクノロジー）

知りたい
フェムテック
の進歩

女性の生活の質 - QOL -
をアップする新技術

日本産前産後ケア・子育て支援学会
理事長
林 謙治

国立国際医療研究センター
国立看護大学校
准教授
渡邊 香

編著

ロギカ書房

はじめに

　日本は75歳以上の高齢者人口割合が30％近くで、世界でもっとも高齢化が進んでいる国であり、2位のイタリアを5ポイントも引き離しています。そしてまもなく団塊の世代が後期高齢者世代に突入する一方、合計特殊出生率はイタリア、ドイツとならんでほぼ1.3-1.5で先進地域では最下位の部類に入りますので、高齢化率にますます拍車がかかっています。

　少子化は非婚化が背景としており、男性の生涯未婚率は28％、女性は18％にも達するようになりました。こうした傾向が生じた理由について社会学者がさまざまな角度から検討を加えており、要因は複合的であり複雑です。理由がなんであれ、少子高齢化の現実的問題として直ちに浮上するのは労働力不足であり、一国の経済的な基盤を揺るがすだけに国としてなんらかの対策を講じないわけにはいかない。必要な労働力を確保するには生産性の向上を目指す AI 技術への進歩に期待する向きもあるが、基本的にはやはり人的資源です。具体的には女性労働力の確保、高齢者の就業期間の延長、外国からの移民など考えられるが、なんといっても核となるのは何と言っても女性労働力の活用です。こうした発想に基づいた国家政策はいまや世界的な潮流になっています。

　人間の生活様式は生活基盤となる産業によって形成されますが、時の産業形態に適合した形で時代の生活価値観が作られて来ましたし、これからもそうでしょう。20世紀の半ばまでは二次産業の全盛期であり、その後は三次産業の時代を迎え、21世紀現在では IT を中心とした第四次産業への移行期とみることができます。こうした産業形態の移行スピードは過去に比べて著しく加速化されています。そのため

に同時代の人間にとっても世代間の生活価値意識に大きな乖離がある
ように思えます。世代間の乖離のみならず同世代であっても男女を問
わず育ってきた環境によっても影響されます。その1つがまさにジェ
ンダー問題です。

　本書のテーマであるフェムテックは女性の生理的、社会的、経済的
負荷を軽減し、QOLを高め、そして社会進出を促進するための技術
であり、いわば時代の要請に沿ったデバイスであります。とは言うも
のの単なるテクノロジーに止まらず社会的含意を内包しているために
さまざまな価値観が錯綜している現代社会では、技術開発の方向に異
なる考え方があることは過渡期としてむしろ当然であろう。医療に関
連した技術は比較的コンセンサスが得やすいが、それでも代理出産や
未婚者の凍結卵子、人工受精などについて倫理的議論があります。さ
らに医療の枠を飛び越えたバラエティに富んだ技術などについて法規
制が必要かどうかにもすでに議論の俎上に載っております。

　本書ではこうした今日的な情況のなかでの議論に資するために科学
的エビデンスを提供する目的で編集されました。執筆して頂いた方々
は女性（Female）問題に強い関心を持ち、かつ技術的（Technology）
側面に専門性を持つサイエンティストであり、客観的記述に徹して頂
きました。読者諸氏の参考となれば幸いです。

　令和4年9月

日本産前産後ケア・子育て支援学会

執筆者代表　林　謙治

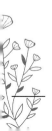

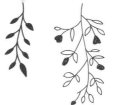
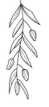
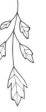

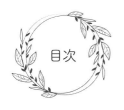

目次

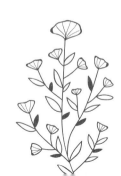

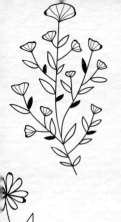

1、
フェムテック定義を
めぐって

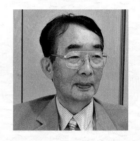

林 謙治
日本産前産後ケア・子育て支援学会 理事長

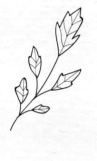

プロフィール

日本産前産後ケア学会・子育て支援学会 理事長
国立保健医療科学院 名誉院長
北京大学医学部 客員教授
アジア・太平洋地区公衆衛生学術連合 名誉会長
NGO 日本―ベトナムパートナーシップ 理事長
千葉大学医学部卒、同大学院修了後千葉県松戸市民病院産婦人科に勤務。
その後厚労省国立公衆衛生院母子保健学部在職時に米国エール大学医学部周
産期疫学教室研究員を勤めた。保健統計人口学部部長を経て国立保健医療科
学院院長に就任し、2014 年に退官。
在職中母子保健、健康政策の研究に従事する一方、中国、タイ、コロンビア、
ケニア等多数の国際協力プロジェクトに参加した。近年においては厚労省産前
産後サポート事業・産後ケアガイドライン委員会座長を務めた。
著書に「十代妊娠」、「産後ケアのすべて」のほか論文多数。

フェムテックという言葉は今まであまり聞いたことがないかもしれません。が、欧米では約7〜8年前から使われてきました。現在日本でも国がフェムテックを推進しようという動きがございます。

　今回のセミナーは、今後日本でどのような方向でこのフェムテックが展開されていくのか、その基礎となるであろう日本で初めての本格的なセミナーだと自負しています。

女性の医学と健康

　フェムテックの話をする前に、いわゆる女性の医学ということについて若干触れたいと思います。医療診断機器、医薬品等いろいろな技術・製品が開発され医学は進歩してきましたが、医学の進歩は、主に男性のデータを元にして作られてきたと言っても過言ではありません。

　その理由として、女性のデータを取るには、妊娠や胎児へのリスクがあるということです。アメリカでは1993年まで実

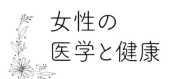

女性医学

* 医学の進歩は主に男性のデータをもとに作られた。
* 理由1：女性のデータは妊娠・胎児へのリスクがある。
  アメリカでは1993年まで女性は実験の対象とされていない。
  そのため女性の健康問題を解決できないことが多い。
* 理由2：女性の性や体に関する問題はタブー視され、オープンに語れない背景がある。

は女性は実験の対象とされていませんでした。例えば、医薬品等の用量でも女性に適切な用量はどのぐらいかというのは、いまだに明示されていないことが多いです。最近の高齢者医療では、これぐらいが適量ではないかというのはありますが、それに比べて遅れています。

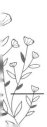

　もう１つの理由は、女性の性や体に関する問題はタブー視されてきたため、オープンに語られてこなかったことがあります。

　日本医療政策機構が、2016年と2018年の２回にわたって働く女性の健康増進に関する調査報告書を出しています。その中にいくつか注目すべき調査結果があります。婦人科系統の疾患を抱えながら働く女性の年間の医療費の支出と生産性の損失の合計を計算しています。医療費は1.42兆円、それと婦人科系統の疾患のために会社を休んだり、入院したりすることによる労働という意味での生産性の損失は4.95兆と計算されています。両方を合計すると６兆以上もの損失になっています。

働く女性の健康増進に関する調査報告書
日本医療政策機構（2016, 2018）

注目すべき調査結果
* ● 婦人科系疾患を抱えて働く女性の年間の医療費支出と生産性損失の合計：（医療費1.42兆円＋生産性損失4.95兆円 < 6.37兆円）
* ● 月経随伴症状、乳がん、子宮頸がん、子宮内膜症といった婦人科系疾患の有無は、QOLおよび労働損失時間とおおむね有意な関連が見られる。
* ● 定期的に婦人科を受診している人の割合は2割
* 理由：「健康なので行く必要がない」が5割。
* ● 受診率の高い国：公的な予算による補助、かかりつけ医が定期的な受診を促す仕組みが整備されている。

　婦人科疾患の主なものをピックアップしますと、月経随伴症状・乳がん・子宮頸がん・子宮内膜症といったような疾患があります。こういった疾患の有無は、女性のQOLに非常に影響しますし、労働損失時間と有意な相関が見られるという調査結果があります。

　女性が定期的に婦人科を受診している方は約２割程度しかいません。その理由を聞くと、健康なので受信する必要がないと思っている人が５割います。外国で受診率の高い国は、法的な予算による補助があったり、かかりつけ医が定期的な受診を促す仕組みが整備されているという特徴があります。

フェムテック
という言葉

さて、フェムテックという言葉ですが、実はこの言葉の合成はフェムテックだけではなく他の分野にもあります。

一番最初に出てきたのはおそらく FinTech でしょう。金融とテクノロジーを組み合わせ、アメリカウォール街ではやった言葉です。Finance + Technology で FinTech。それと同じように農業とテクノロジー。Agriculture + Technology で AgriTech と言います。フェムテックも同じように Female（女性）+ Technology で FemTech。女性のためのテクノロジーとしてこの言葉はできました。

この言葉を最初に作ったのはドイツ人です。ドイツのアイダ・ティンという方が生理日を管理するアプリを開発し、Clue という企業を立ち上げました。2013年頃から自分たちが

産業とテクノロジーが融合

- Fin Tech（Finance+Technorogy）
  フィンテック：金融とテクノロジー

- Agri Tech（Agriculture+Technorogy）
  アグリテック：農業とテクノロジー

- Fem Tech（Female+Technorogy）
  フェムテック：女性とテクノロジー

スタートアップ企業

* ドイツのアイダ・ティン氏が生理日を管理するアプリを開発。Clueというスタートアップ企業を立ち上げる。

* 2013年頃から、自分たちが手掛けるサービスの産業のことを「フェムテック」という言葉で表現。

* フェムテックの市場規模
  2012年に60億ドル、2019年には400億ドルまで拡大。2025年までに500億ドル規模の市場に成長するとの予測がある。

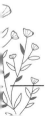

手掛けるサービスの産業のことをフェムテックという言葉で表現したわけです。

このフェムテックの市場規模ですが、2012年には全世界で60億ドル、2019年には400億ドルまで拡大しています。4年後の2025年には500億ドルの市場規模が見込まれています。500億ドルといえば6兆円ぐらいでしょうか。欧米ではどんどん市場が拡大しているようです。

日本のフェムテック産業の先駆け

日本国内のフェムテックの先駆けとして、今回のセミナーでも講演をしていただくエムティーアイという会社があります。知っていらっしゃる方も多いと思いますが、ルナルナアプリをリリースしています。生理予定日や排卵日の予測などの情報を通して女性が自分の体や心の状態を知るというアプリです。

このアプリは自分で入力の作業をしながら、自分の体や心の状態を知るという意味では、行動変容を促しやすい作りになっています。こういった作業を通して生理の周期と合わせて美容やそれに関連したダイエットの情報が配信されるので人気を呼びまして、何と700万人の女性に活用されているそうです。

私はエムティーアイの本社に訪問しましてインタビューをさせていただいたところ、何と生理のデータだけではなく、年間30万人の出産後のデータも収集できているというのです。非常に驚きました。日本では年間約80数万人の出生がありますが、その8分の3ですから大変大きな数字です。

こういった月経、あるいは出産のデータ収集を通してビッグデータ

ができあがっていて、医学界との連携によって分析が様々にされています。成育医療センターの辰巳嵩征先生がルナルナアプリのデータを用いて分析した結果、年齢によって月経周期が違うことを発見しています。その他にもいろいろ分かってきているようですので、後ほどご登壇いただく辰巳先生の講義を楽しみにしてください。

さらにエムティーアイ社には、契約医療機関があり、クライアントが何か悩みがあったり、あるいは不具合があったりすると、契約の医療機関に紹介して相談に乗ってもらえるということです。単なるアプリの使い方を教えたり、情報を提供するだけではなくて、いわゆるケアですね、フェムケアと言ってもいいと思うのですが、フェムテックとフェムケアの融合を目指したような商品になっていて、非常に印象深かったです。

日本国内のフェムテック分野の先駆け
フェムテックとフェムケアの融合

* (株)エムティーアイは「ルナルナアプリ」をリリース。生理予定日や排卵日の予測→女性が自分のカラダやココロの状態を知る
* 生理の周期に合わせて配信される美容やダイエットの 情報
* 700万人の女性が活用。30万人/年の出産後のデータ収集システムを確立。
* ビッグデータの集積と医学界との連携による 分析
* 契約医療機関とクライエントとの媒介機能

フェムテック産業の発展と期待

フェムテック産業の発展によってどのような社会問題の解決が期待できるかということでは、2021年6月に「経済財政運営と改革の基本方針」という閣議決定がなされています。この中では、マクロの問題として4つ、ミクロの問題としても4つが掲げられていま

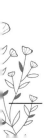

す。

　マクロの問題では、女性の色々な悩みが解決されれば、労働現場において生産性の向上が期待でき、労働力も安定した確保ができるのではないか。ひいては少子化対策にも資するだろうし、社会保障の持続も期待できるのではないかという期待があります。

　ミクロの問題については、非正規雇用、待機児童、子どもの貧困、介護離職の問題が解決できるのではないかということが期待されています。

　経済が発達するにつれて、一般消費財の限界効用というのがあります。車にしろ洋服にしろ、消費財がある程度手に入ると人間は消費財そのものにあまり関心が向かなくなるというのが限界効用です。その結果人間はどういう行動を取るかというと、自分の健康問題に対する関心が増大していく傾向があるということが、経済学の分析によって証明されています。

　人々の行動がヘルスに向くと健康水準の向上が期待でき、それによってあらゆる方面に好影響を与えます。その結果政府・健保組合の医療支出の抑制が期待できる。医療支出が倹約できれば、別の分野に投資が可能になるということです。

　企業にとっても、従業員のパフォーマンスが向上し、生産性が向上することが期待されます。また、体調の異常を早期に発見できれば、離職も未然に防ぐこともできます。

FEMTECH 振興
議員連盟

2020 年 10 月 30 日に FEMTECH 振興議員連盟が結成されました。リーダーは野田聖子議員です。

FEMTECH 振興議員連盟が提言しています。女性及びそのパートナー——ここが重要なんですね——女性のみならず、そのパートナーのウェルネス・セクシャルウェルネスを向上させるために開発されたソフトウェア・診断キットその他の製品、及びサービスを総称する

FEMTECH振興議員連盟の提言
2020.10.30

フェムテックの定義 femaleプラスTechnology。
女性及びそのパートナーのウェルネス セクシャル
ウェルネスを向上させるために開発されたソフト
ウェア、診断キットその他の製品及びサービスを総称
するもの

振興の目的と提言：
1.女性及びそのパートナのQOLの向上
2.我が国経済の発展に資することを目指す
3.規制緩和等に関する提言を行う

もの、これをフェムテックの定義する。

ここで注目したいのは、その製品というだけではなくて、ソフトウェア、さらにサービスも含まれるということです。非常に幅が広くとらえているのです。

フェムテック振興の目的として、女性及びそのパートナーの QOL を向上すること、我が国の経済の発展に資することを目指すことを掲げています。そして、これを広げるために、規制緩和に関する提言を行いたいとしています。

目標の三本柱を具体的に示しています。1 番、生理期間を快適に過ごせる社会を作りたい。2 番、不妊治療・妊活の支援、子どもを望む人の希望を実現できる社会にする。3 番、若い女性だけではなくて、

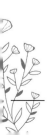

更年期の方の諸問題も解決して、社会・経済のリーダーとなる世代がより活躍できる社会にするということを目標としています。

具体的な進め方として、産官からなるワーキンググループを立ち上げて、早急に各製品を検討し、薬機法での位置付けを明確にする。フェムテックと言っても、実際に市場に出回っているのは様々な製品があるので、どの製品をフェムテックとして考えるのか、あるいは考えないのかを1つずつ検討していく。それからフェムテック振興に取り組む事業者に対する資金面の支援の充実化を図る。つまり、日本の1つの産業に育て上げようとする意図が見えます。

目標の三本柱

1. 生理期間を快適に過ごせる社会づくり

2. 不妊治療・妊活の支援→子どもを望む人の希望を実現できる社会に

3. 更年期の諸問題の解決→社会・経済のリーダーとなる世代がより活躍できる社会に

フェムテックの適正な普及をめぐる課題

○ 薬機法での位置づけを明確化
（医薬品、医療機器等の品質、有効性及び安全性の確保等に関する法律）
　例：ナプキン、タンポンは法律上の位置づけがあり、審査基準や業界自主基準が明確

○ フェムテックの多くは新規性のため薬機法での位置づけがない。雑品として扱われる

○ そのため製品の効能・効果を消費者に示すことができず、品質の効能表示ができない

具体的な進め方

産官からなるWGを立ち上げ、早急に各製品を検討し、薬機法での位置づけを明確化にすること

フェムテック振興に取り組む事業者に対する資金面の支援の充実化

フェムテック製品

2021 年 10 月、私と仲間たちで東京の六本木で開催されていたフェムテックの製品の展示会を見学に行きました。

　写真 1 は月経ショーツ。材質がかなり今までのショーツと違い吸収力がすごく良く、ナプキンを使わなくても 1 日もつという話でした。ただし、非常に高価です。安いもので 6,000 円、高いもので 8,000 円とか 9,000 円します。

　月経ショーツ。材質が今までのショーツと違い吸収力がすごく良く、ナプキンを使わなくても 1 日もつそうです。

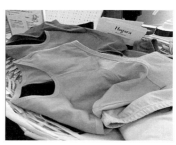

　左の方にカップ状のものが 2 つありますが、これは月経カップです。この月経カップを膣内に挿入して月経血をそこで受け止める製品です。

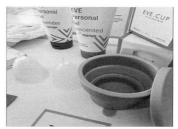

　これは温めると温まるし、冷やすと冷えてくる、湿布代わりみたいなものですね。お産後の乳房が痛いという時に、これを胸に貼る、あるいは陰部の腫脹や疼痛にこれで湿布をする製品です。

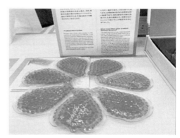

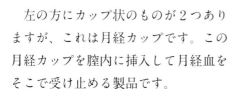

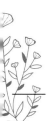

教育資材として陳列されています。これで皆さん具体的な勉強をしていただきましょうという意図の製品です。

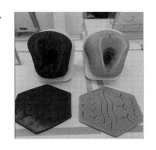

女性用のセルフプレジャー用の電気製品です。時代もずいぶん変わったなという印象を受けたのは、こういう製品は昔だったら絶対タブー視されて言葉に出せなかったのが、今では堂々と語られ始めたという時代になってきまし。

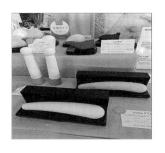

フェムテックの意義と展望

フェムテックの社会的な意義と今後の展望ですが、この技術がどうして出現したのかというと、やはり少子化社会による労働力の不足が、必然的に女性の社会的進出を要請しているからです。女性に働いてもらわないと、この社会は成り立たない。そうであるなら、女性の生理的・心理的・社会的な困難を克服して健康を増進することが課題になるわけで、それが製品の開発につながっているのです。これは世界的な流れであり、日本でも経済産業省が産業として育てようとしており、現に、今回のセミナーの事務局であるルバンスと協力して、経産省の研究プロジェクトをいただいて、フェムテックを通して離職防止につなぐことができないか実践的な研究をやっています。厚

生労働省も、フェムテック製品は女性の健康を促進に資するのかを判定することが必要なので関わることになります。

さて民間ですが、今までお話をしてきたことからお分かりのように、例えばコ

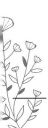

ンピュータ関係の技術でいえば、AI技術というコアになる技術があります。しかしながら、フェムテックの場合は、そのような特に何か決まった技術があるわけではなく多彩な技術の集成からできています。しかし、競争力のある大型企業がこの分野に進出するかどうか分かりませんが、多彩で難しい技術であれば大きな会社が手掛けるでしょうが、どういう形態の産業として育成していくかは、今のところは見通しが立たない段階です。

また、会社・職場での活動展開では、私は、産業保健の一部門として位置付けることができるのではないかと考えています。経済産業省は職場環境のブランドとして健康経営優良企業を認定しています。認定を受け・維持するためには、ガイドラインに沿った健康に良いことをやっている

ことを毎年査定してもらう必要があります。認定されるとロゴマーク
をもらえます。その企業が女性社員が働くのにとてもいい環境を備え
ているという PR になるわけです。

　結果的に、女性が楽になれば職場や家庭での軽減負担を実感できる
だろうし、それは女性だけのためではなく、男性にも非常に意味のあ
る方向に持っていけるのではないかと考えています。

　ここまでフェムテックの概要をお話してきました。今後いろいろな
場面でフェムテックについてお聴きになるかもしれませんが、これか
ら各講師のお話をお聴きいただいて、参考にしていただければ幸いで
す。

2、
女性のライフサイクルにおける健康力の維持
〜フェムテックの意義

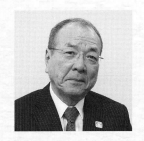

吉村 泰典
慶應義塾大学名誉教授・福島県立医科大学副学長

プロフィール

1975 年慶應義塾大学医学部卒業。慶應義塾大学名誉教授、福島県立医科大学副学長、新百合ヶ丘総合病院名誉院長。日本産科婦人科学会、日本生殖医学会、日本産科婦人科内視鏡学会の理事長を歴任。2013 年から第 2 次〜第 4 次安倍内閣で、少子化対策・子育て支援担当の内閣官房参与を務める（2020 年まで）。「一般社団法人 吉村やすのり生命の環境研究所」を主宰。

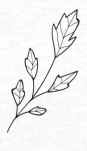
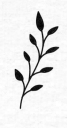
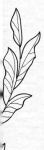

大切なのは
月経の回数

現代女性の健康を考える上で、最も大切なのは月経の回数です。100年前の女性に比べ、現代女性は初経が2〜3年早くなっています。しかしながら、閉経の年齢はほとんど変わっていません。

100年前の女性に比べて、現代の女性は妊娠・出産の回数が減ったため、月経の回数は大きく増加していることになります。そのため、たくさんの月経に晒されている分、月経にまつわる様々なトラブル、病気のリスクも高まってきています。

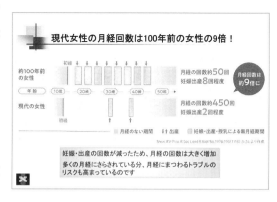

30歳の卵巣と50歳の卵巣を比べると、30歳の性成熟期にある卵巣に比べて50歳の卵巣は萎縮してきています。卵巣の中には卵子がありますが、お母さんのおなかの中にいる胎生の20週、5か月前後までは卵子は増加します。その頃には700万個ぐらいに達します。しかし、その後は減少の一途をたどります。出生時には100万個か

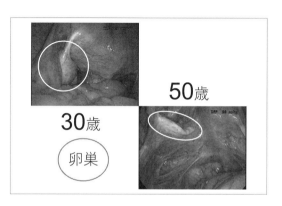

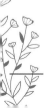

ら200万個まで減少し、思春期には20万個から30万個に減少します。そして、閉経期にはゼロに近付きます。

出生前の卵巣では卵子を作っていますが、出生後の卵巣は卵子を作るところではなく、保存する場所になっています。そして、思春期になると卵胞1個が成熟を続けて、1か月に1個排卵することになります。

男性は精巣を持っており、女性は卵巣を持っています。精巣は精子を作るところですが、卵巣は作るところではなく保存するところなのです。精子は常に新しくできるので年を取りませんが、卵子は年を取ることになります。

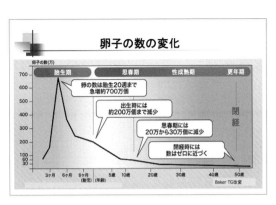

卵子の数の変化

卵子の数(万)

| 胎生期 | 思春期 | 性成熟期 | 更年期 |

卵の数は胎生20週まで急増約700万個

出生時には約200万個に減少

思春期には20万から30万個に減少

閉経時には数はゼロに近づく

閉経

3ヶ月　6ヶ月　9ヶ月（胎児）（年齢）　5歳　10歳　20歳　30歳　40歳　50歳

Baker TG改変

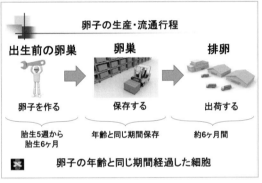

卵子の生産・流通行程

出生前の卵巣	卵巣	排卵
卵子を作る	保存する	出荷する
胎生5週から胎生6ヶ月	年齢と同じ期間保存	約6ヶ月間

卵子の年齢と同じ期間経過した細胞

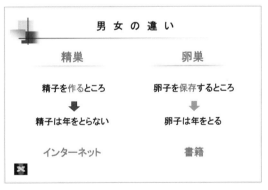

男女の違い

精巣	卵巣
精子を作るところ	卵子を保存するところ
精子は年をとらない	卵子は年をとる
インターネット	書籍

月経の仕組み

卵巣の機能で最も大事な月経という現象について考えてみたいと思います。月経は一般の方々は生理という言葉を使われますが、ほぼ1か月間隔で起こり、限られた日数で自然に止まる子宮

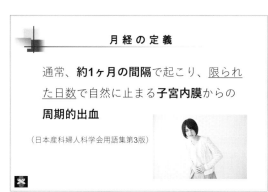

内膜からの周期的な出血と定義されます。

月経の周期は、正常は25日から38日前後です。月経は脳でコントロールされています。脳の中にある視床下部からGnRHという性腺刺激ホルモン放出ホルモンが出て脳下垂体に作用します。脳下垂体からは2つのゴナドトロピンであるFSHとLHが出てきます。このFSHは、卵巣の中にある卵胞—卵を入れておく袋ですが—この卵胞

を刺激し成熟を促します。卵巣の卵胞からはエストロゲンというホルモンが出てきて、子宮内膜を増殖させます。そして、もう1つのホルモンであるLHが排卵を促すために放出され卵胞から卵子が

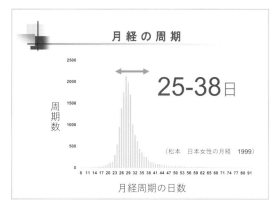

出ます。排卵後の卵巣からは黄体ホルモンが出て子宮内膜の着床環境を整えます。

　このように脳が月経をコントロールしています。子宮内膜は増殖期から分泌期になり、分泌期の7日目あたりで妊娠すると胚が内膜に着床しますが、妊娠が成立しないと月経となって子宮内膜が脱落します。

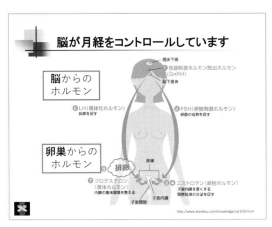

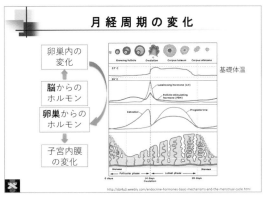

月経に伴う症状

女性はライフステージにおいて、様々な病態や病気が起こります。その際には、エストロゲンという卵巣から出るホルモンが重要な役割を持っており、多い少ないによって様々な異常が起こってきます。

　思春期から月経が起こると、月経不順や月経困難症といったトラブ

ルが起こりますし、最近多くなっている子宮内膜症や子宮筋腫ができたりします。また、乳がんや子宮頸がん、子宮体がんといった女性特有のがんが起こると同時に、更年期障害を経験する人、あるいは、様々な血管や骨や皮膚などのトラブル、老年期の障害も起こってくるのです。

月経周期に伴って様々な症状が出ます。月経困難症に苦しむ女性は多く、月経時には

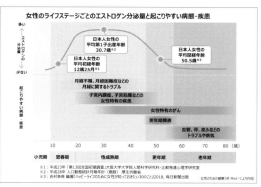

女性のライフステージごとのエストロゲン分泌量と起こりやすい病態・疾患

※1：平成23年「第13回全国初期調査」大阪大学大学院人間科学研究科・比較発達心理学研究室
※2：平成28年 人口動態統計月報年計（概数）厚生労働省
※3：吉村泰典 編著『ハッピーライフのために女性が知っておきたい30のこと』2018, 毎日新聞出版

女性のための健康ラボ Mint*により作図

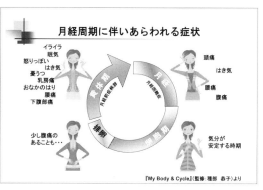

月経周期に伴いあらわれる症状

『My Body & Cycle』(監修：種部 恭子)より

頭痛や吐き気、腰痛、腹痛が起こったりします。大体3人に1人ぐらいの女性は、月経に伴う様々な症状を経験しています。卵胞期は最も気分が安定する時期でパフォーマンスが良好な時期です。そして排卵期には少し腹痛を感じる方もおられます。排卵後黄体期になると、イライラが起こったり、眠気が来たり、怒りっぽくなったり、吐き気が来たり、憂鬱になったり、乳房やおなかの張りがあったり、腰痛が起こったりと、様々な症状が起こってきます。これを月経前症候群と言います。

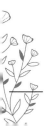

ダイエットと無月経

月経の異常ということでは、思春期のダイエットが非常に大きな問題となっています。過剰なダイエットをすると、視床下部からホルモンが出なくなり、脳下垂体からのゴナドトロピンの分泌が抑制され、卵巣からホルモンが分泌されず無月経になってしまいます。

ダイエットにより無月経になり、無月経の期間が長くなるにつれて骨塩量が減少し骨量を失うことになってしまいます。これが将来の骨粗鬆症とか病的骨折の原因となります。

こうしたダイエットの最も大きな問題は体重の認識の障害です。

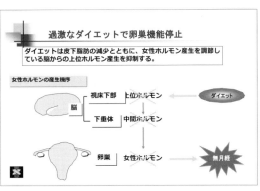

過激なダイエットで卵巣機能停止

ダイエットは皮下脂肪の減少とともに、女性ホルモン産生を調節している脳からの上位ホルモン産生を抑制する。

女性ホルモンの産生機序

脳 — 視床下部 → 上位ホルモン ← ダイエット
脳 — 下垂体 → 中間ホルモン
卵巣 → 女性ホルモン → 無月経

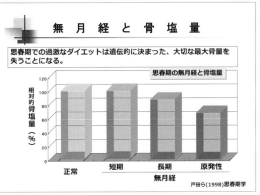

無 月 経 と 骨 塩 量

思春期での過激なダイエットは遺伝的に決まった、大切な最大骨量を失うことになる。

思春期の無月経と骨塩量

相対的骨塩量（％）

正常 / 短期 / 長期 / 原発性
無月経

戸田ら(1998)思春期学

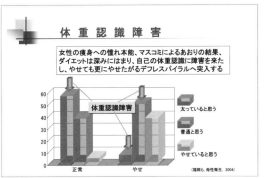

体 重 認 識 障 害

女性の痩身への憧れ本能、マスコミによるあおりの結果、ダイエットは深みにはまり、自己の体重認識に障害を来たし、やせても更にやせたがるデフレスパイラルへ突入する

体重認識障害

太っていると思う
普通と思う
やせていると思う

正常 / やせ

（福岡ら、母性衛生, 2004）

例えば、体重が標準体重であっても太っていると思っている方が6割前後もいます。痩せていても太っている、あるいは普通だと思っている。こうした体重の認識の障害により、痩せても更に痩せたが

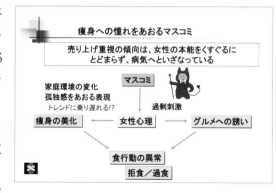

るデフレスパイラルに突入してしまうわけです。

　痩身への憧れを煽るマスコミも大きな問題だと思います。マスコミの様々な報道が女性心理に影響を与えます。一方で、グルメへの誘いが起こり食行動の異常につながっています。痩身への憧れが拒食を生むのですが、拒食後には必ず過食という現象が起こります。この過食が引きこもりや、精神神経学的な異常につながるのです。

　イギリスでは20年も前から非常に大きな問題だとして医学界が警告を鳴らしています。拒食症の9割が女性であって、その15〜20％が20年以内に死亡するということを重視し、2000年に政官民が一緒になってボディイメージサミットを開きました。保健省は不健康に痩せたモデルの使用自粛をファッション業界に要請して、業界自体もこうした痩せすぎたモデルを使わないようになりました。イギリスでは、政府・医学界・ファッション業界が共同して、誤った痩身へ

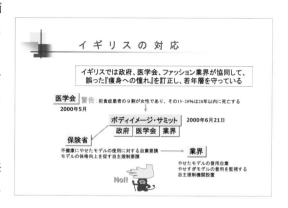

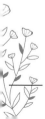

の憧れを訂正し若年層を守っているのです。

妊娠の原理

さて、妊娠の原理を考えてみましょう。腟内に射精された精子は頸管を通り卵管に運ばれます。卵巣からは卵子が排卵されて卵管内にピックアップされ、卵管の膨大部で受精が起こり、

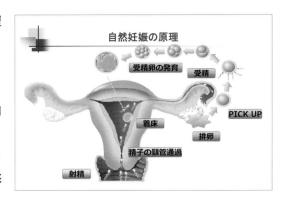

卵管内で受精卵は発育し、そして胚盤胞となって着床します。このいずれかの過程で異常が起こると不妊という病態になります。

　女性の年齢別の妊娠率を見ると、年齢が高くなるにつれて妊娠率が低下することが分かっています。男性も、最近になって40歳を超えると妊娠率が低下してくるというデータが出てきています。

　月経周期において体温は2層性を呈します。排卵日を体温の陥落日だと思っている方がいますが、低温の最終日の前後2日、5日

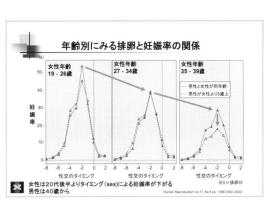

間ぐらいが非常に妊娠しやすい時期であり、必ずしも陥落日が排卵日と一致するわけではありません。

　妊娠しやすい時期をみると、排卵した日を0日とすると、その前の6日間ぐらいが妊娠しやすい時期であるということになります。

　妊娠に必要な性交の回数ですが、妊娠しやすい6日の間に3日ほど性生活をもつと妊娠しやすいことが分かっています。ただ残念ながら、女性の結婚年齢が高くなるにつれ、赤ちゃんを持てなくなる割合が増えてきます。

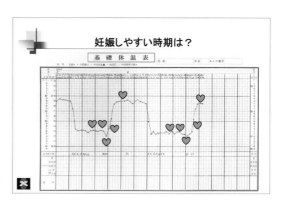

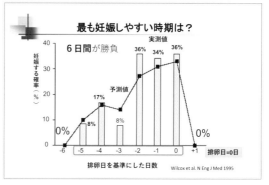

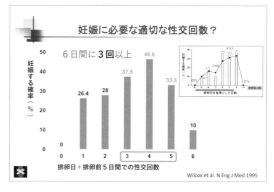

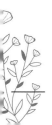

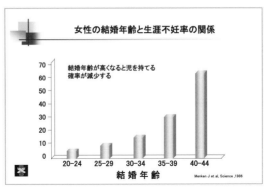

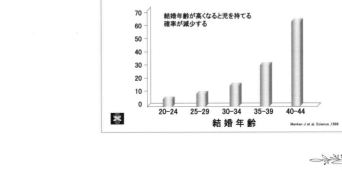

妊娠と病気

妊娠が成立し妊娠経過中に様々な病気が起こります。例えば、妊娠高血圧症候群、妊娠糖尿病といった病気が起こってきます。こうした方々は、将来、高血圧・動脈硬化性疾患・糖尿病など

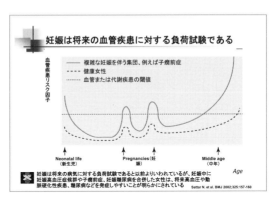

を発症する予備軍と考えられますので、妊娠経過中の健康管理が極めて重要です。すなわち、「女性の健康力」の維持には妊娠の管理が重要だということです。妊婦の管理をするということは母子の健康を守るだけでなく、生活習慣病の早期発見にもつながります。健診の公的助成が拡大されて出産育児一時金が増額されましたから未受診妊婦の減少にもつながりました。すなわち、妊娠の管理は、生活習慣病の予

防に重要な役割を果たしているということが言えるのです。

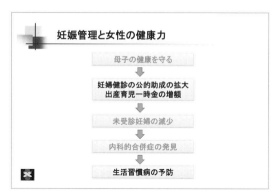

プレコンセプションケア

年は妊娠の管理だけではなく、プレコンセプションヘルスケアということが言われています。プレコンセプションというのは、妊娠の前ということです。先進諸国においては、妊婦の死亡

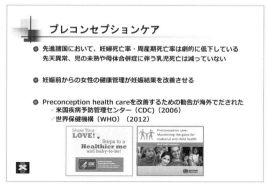

率や周産期死亡率が劇的に減少していますが、先天異常のお子さんや未熟児、また母胎の合併症などは減っていないことから、妊娠前の女性の健康管理が非常に大切だと言われてきています。

　妊娠リスクの高まっている女性が増加していることは、近年医療水準が向上することにより、子どもの時に病気になった女性、AYA世代に病気になった女性、未熟児で生まれた女性が妊娠することができ

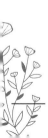

るようになったこと、
また、若い女性の生活
スタイルの乱れ、若い
女性の肥満や痩せが増
加していることも関係
しています。

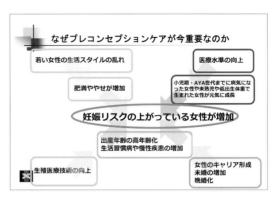

　さらに、体外受精・
胚移植などの生殖医療
の技術が向上したこと
によって、高齢女性でも妊娠することができるようになったこと、女
性のキャリア進出、未婚の増加、晩婚化により出産年齢が高齢化した
こと、そして生活習慣病や慢性疾患を持った方も妊娠ができるように
なったことも理由にあげられます。

　このように、妊娠のリスクが上がっている女性が増加してきたこと
から、プレコンセプションケアが非常に大切であると考えられるよう
になっています。

　もう１つ、妊娠と痩
せが重要な問題になっ
てきています。現在日
本で生まれてきている
赤ちゃんの体重は、例
えば親世代—今の生ま
れてくる子どもの親世
代というと—団塊ジュ
ニアの時代であります
が、その親世代に比べ

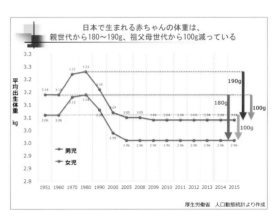

体重が 180 ～ 190g 少ない。おばあさん・おじいさんの時代—この時
代は栄養状態が良くなかった時代ですが—よりも 100g 減少していま

す。この非常に赤ちゃんの体重が減っていることが大きな問題点になっています。

ここでも、痩せが問題となってくるわけです。

このような女性はそもそも妊娠は難しいの

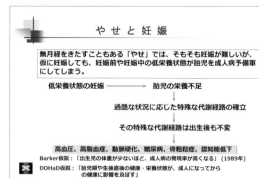

やせと妊娠

無月経をきたすこともある「やせ」では、そもそも妊娠が難しいが、仮に妊娠しても、妊娠前や妊娠中の低栄養状態が胎児を成人病予備軍にしてしまう。

低栄養状態の妊娠 ⟶ 胎児の栄養不足

過酷な状況に応じた特殊な代謝経路の確立

その特殊な代謝経路は出生後も不変

高血圧、高脂血症、動脈硬化、糖尿病、骨粗鬆症、認知能低下

Barker仮説：「出生児の体重が少ないほど、成人病の発現率が高くなる」（1989年）

DOHaD仮説：「胎児期や生後直後の健康・栄養状態が、成人になってからの健康に影響を及ぼす」

ですが、仮に妊娠したとします。低栄養状態で妊娠しますから胎児の栄養不足を招きます。そうすると、おなかの中で赤ちゃんは過酷な状況に応じた特殊な代謝経路ができてしまいます。この代謝経路が出生後も変わらず続くことになると、生まれた赤ちゃんは将来、糖尿病とか高脂血症・動脈硬化・糖尿病・骨粗鬆症・認知能低下など様々な病気を持ち得る成人病予備軍になりやすいと言われています。1989年にBarkerが、出生時の体重が少ないほど成人病の発現率が高くなると仮説を立てました。このBarker仮説は、最近になりDOHaD仮説と呼ばれるようになり、胎児期や出生直後の健康・栄養状態が、成人になってからの健康に影響を及ぼすとされています。

ライブステージにおける女性ホルモンの役割

女性のライフステージにおいて、女性ホルモンが非常に重要な役割を持っており、この女性ホルモンは様々な病気に関わっています。思春期になると月経不順や月経困難症などのトラブルが起こり、性成熟期になると子宮内膜症や子宮筋腫などの病気が起こってき

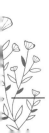

ます。そして乳がんや子宮頸がん、そして子宮体がんなどのがんが起こり、更年期障害、様々な老年期の障害が起こってくる。こうした病気や病態には、このエストロゲンが重要な役割をしています。

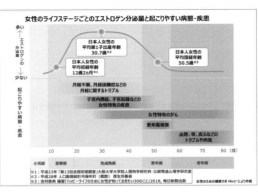

性成熟期になりやすい病気として、子宮内膜症があります。写真を見ると、卵巣が周囲に癒着をしてしまい、MRIで見ると卵巣に古い血液がたまっている状況です。この病気

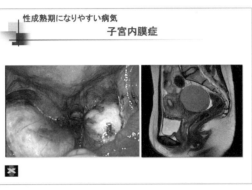

になると、月経困難症で月経痛に苦しむことになり、不妊の原因にもなります。

月経困難症、月経痛がほとんどない人と比較して、時々ある人、しばしばある人は子宮内膜症であるリスクが高くなります。以前は痛みがあれば鎮痛剤を飲むことが多かったわけですが、最近では、ピルと呼ばれる経口避妊薬を飲むことが多くなっています。

OC・LEP

現代女性は月経回数が増えているため、子宮内膜症が増えています。平成9年と比較して26年には患者の数は倍になっていますし、受診する数も倍となっていることからも、子宮内膜症は増加傾向にあると言えます。

こうした子宮内膜症に対してはOC・LEPという月経困難症の治療薬、いわゆるピルを用いることが多くなっています。OC は経口

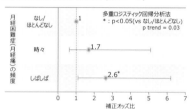

頻回の月経困難症(月経痛)は子宮内膜症のリスクが高い(海外データ)

多重ロジスティック回帰分析法
*：p<0.05(vs なし/ほとんどなし)
p trend = 0.03

月経困難症／月経痛の頻度
- なし／ほとんどなし　1
- 時々　1.7
- しばしば　2.6*

補正オッズ比　0 1 2 3 4 5 6 7

対象：外科的診断で中等度から重度の子宮内膜症と確定診断された、18～55歳のオーストラリア人女性268名(疾患群)と、子宮内膜症の無い女性244名(対照群)
方法：子宮内膜症の症状が発現した年齢以前の月経周期の特徴とその後の子宮内膜症診断との関連性について、ケースコントロール試験により検討した。
Treloar SA et al.:Am J Obstet Gynecol 202(6),534.e1-6(2010)より作図

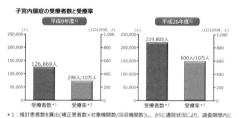

近年，子宮内膜症は増加傾向にあります

子宮内膜症の受療者数と受療率

平成9年度[1]
- 受療者数*1　126,869人
- 受療率*2　298人/10万人

平成26年度[2]
- 受療者数*1　219,805人
- 受療率*2　600人/10万人

*1：推計患者数を算出(補正患者数×対象機関数/回収機関数)し、さらに通院状況により、調査期間内に受診した患者数を補正した。
*2：10～60歳の年代別女性人口の累計値で除した。
1)武谷雄二ほか：リプロダクティブヘルスからみた子宮内膜症の実態と対策に関する研究. 平成9年度厚生省心身障害研究報告書. 1998.
2)百枝幹雄ほか：子宮内膜症・子宮腺筋症・子宮筋腫の実態に関する検討委員会. 日産婦誌. 2015; 67(6). 1495-1497.

避妊薬、LEP は保険適用の月経困難症治療薬です。もともと避妊のために使っていた薬ですが、避妊のために OC を使う患者さんは2割前後です。ほとんどの方々が月経困難症、過多月経の改善、月経の調節、PMS 症候群や内膜症の症状改善などのために使用しています。

ピルを服用したことによって、月経周期が安定し、スケジュールが非常に組みやすくなった。QOL の改善につながった。また、月経痛がなくなり、あるいは月経量が減ることによって、仕事など生活が楽

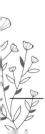

になったという方が非常に多いです。

こうしたピルを使う場合に、リスクを心配なさる方がいますが、家庭内の事故、あるいはサッカーでの怪我、喫煙などに比べたら非常にリスクが低いと考えてよいと思います。血栓症には注意しなければなりませんが、それほど恐れる必要はありません。

こうした月経困難症に対して、ピルの服用、経口避妊薬の服用ということでありますが、日本ではまだ周期投与が多く、一定期間、21日、あるいは24日間飲んで、例えば休薬をして月経を起こすという周期的な投与法が行われています。

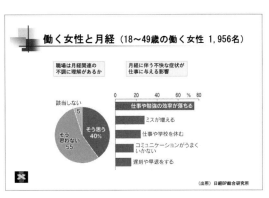

働く女性と月経 （18〜49歳の働く女性 1,956名）

職場は月経関連の不調に理解があるか

月経に伴う不快な症状が仕事に与える影響

該当しない 5
そう思う 40%
そう思わない 55

仕事や勉強の効率が落ちる
ミスが増える
仕事や学校を休む
コミュニケーションがうまくいかない
遅刻や早退をする

（出所）日経BP総合研究所

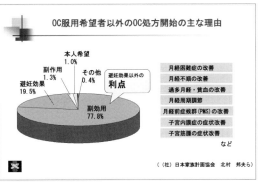

OC服用希望者以外のOC処方開始の主な理由

本人希望 1.0%
副作用 1.3%
避妊効果 19.5%
その他 0.4%
副効用 77.8%

避妊効果以外の利点

月経困難症の改善
月経不順の改善
過多月経・貧血の改善
月経周期調節
月経前症候群（PMS）の改善
子宮内膜症の症状改善
子宮筋腫の症状改善
など

（（社）日本家族計画協会　北村　邦夫ら）

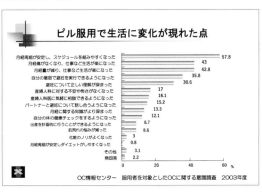

ピル服用で生活に変化が現れた点

月経周期が安定し、スケジュールを組みやすくなった 57.8
月経痛がなくなり、仕事など生活が楽になった 43
月経量が減り、仕事など生活が楽になった 42.8
自分の意思で避妊を実行できるようになった 35.8
避妊について正しい理解が深まった 30.6
産婦人科に対する不安や怖さがなくなった 17
産婦人科医に気軽に相談できるようになった 16.1
パートナーと避妊について話し合うようになった 15.2
月経に関する知識がより深まった 13.3
自分の体の健康チェックをするようになった 12.1
出産を計画的に行うことができるようになった 8.7
肌荒れの悩みが減った 8.6
化粧のノリがよくなった 3
月経周期が安定しダイエットがしやすくなった 0.8
その他 3.1
無回答 2.2

OC情報センター　服用者を対象としたOCに関する意識調査　2003年度

　欧米では、2000年前後から連続投与といって、2か月、3か月、6か月と連続して飲む連続投与法が用いられています。ドイツでは、月

経困難症の8割以上の方が連続投与で治療されています。

月経困難症に伴う月経随伴症状による社会・経済的な負担は、労働損失が5,000億円ぐらい、総計で7,000億円前後です。こうした月経随伴症状に対して、OC・LEP を服用、QOL の改善を図るということが大切になっているのです。

女性の性成熟期には様々な病気が起こってきますが、やはり女性の病気を考える上で、更年期以降に起こってくる病気というのが非常に多いのです。生活習慣病の多くは更年期以降に起こってくるという特徴があります。

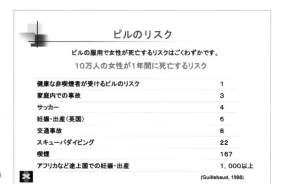

ピルのリスク

ピルの服用で女性が死亡するリスクはごくわずかです。

10万人の女性が1年間に死亡するリスク

健康な非喫煙者が受けるピルのリスク	1
家庭内での事故	3
サッカー	4
妊娠・出産(英国)	6
交通事故	8
スキューバダイビング	22
喫煙	167
アフリカなど途上国での妊娠・出産	1,000以上

(Guillebaud, 1998)

海外においても治療を目的に, 経口避妊薬の連続投与法が用いられています

ドイツ

月経困難症, 子宮内膜症などの治療を目的として, 多くの産婦人科医が経口避妊薬(OC)の連続投与法を使用している

ドイツの産婦人科医1,152名へのインタビュー結果(2002)[1]

対象疾患	連続投与で治療する患者の割合
月経困難症	84.9%
子宮内膜症	75.0%

米国

2003年以降, 周期を延長した製剤が承認されている。
2004年の調査ではすでに8割を超える医療従事者が延長周期処方を日常的に処方し推奨している[7]

米国で2003年以降に承認された連続および延長周期処方製剤[8]

製品	承認(年)
Seasonale®	2003
Seasonique®	2006
LoSeasonique®	2008
Quartette®	2013

＊上記製剤はいずれも本邦未承認医薬品です.

1) Wiegratz I et al.: Contraception 69:37-42(2004)
2) Sulak PJ et al.: Contraception 73:41-45(2006)
3) Benson LS et al.: Obstet Gynecol Clin N Am 42:669-681(2015)

月経随伴症状による1年間の社会経済負担

通院費 13.6%
14.5%
労働損失 71.9%
一般医薬品費

内訳	推計額
通院費	930億円
一般医薬品費	987億円
労働損失	4,911億円
総計	6,828億円

Tanaka E, et al. J Med Econ 2013

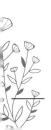

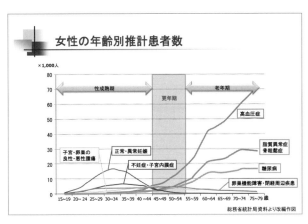

女性の年齢別推計患者数

総務省統計局資料より改編作図

女性の健康力の維持

—トータルヘルスケア

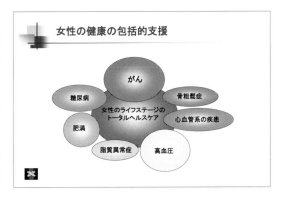

女性の健康の包括的支援

男性とは異なり、女性特有の生殖現象を考慮した健康の包括的支援、ライフステージのトータルヘルスケアが極めて重要になってきます。糖尿病・肥満・脂質異常症・高血圧・心疾患などの生活習慣病に加え、骨粗鬆症・がんといった病気への包括的支援が大切になります。

　この際に大切なのはエストロゲンです。

　エストロゲンは、女性の体の脳・中枢神経から皮膚・循環器・脂質代謝・骨・生殖器に至るまで、あらゆる臓器に作用しており、このエ

ストロゲンが欠乏することによって、様々な症状が起きてきます。

　女性の健康力の維持ということでは―男性はエイジングだけを考えていけばいいのですが―女性は初経・妊娠・出産・閉経といった女性特有の生殖現象を考えてなければいけません。その際には、エストロゲンの補充を含めた予防的な医療介入が極めて重要であるということです。

　現代の健康対策は、高いリスクの人をいかにして減らすかというハイリスクアプローチが中心ですが、今後はポピュレーションアプローチという人口の分布をリスクの低い方にずらすような健康対策が必要となってきます。

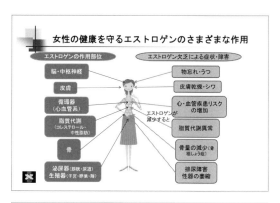

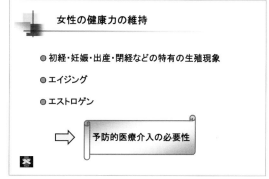

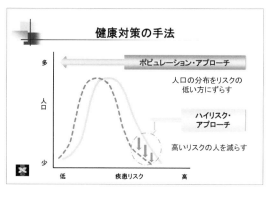

　女性の健康の包括的支援では、専門職間の連携教育、医学や看護学のみならず、社会学などのインタープロフェッショナルエデュケー

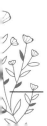

ションが大切です。こ
れは国の政策として行
う必要があります。さ
らに、女性の健康力の
維持のためには、予防
医学の観点から女性医
学を考えなければいけ
ません。大規模な臨床
研究でエビデンスを提

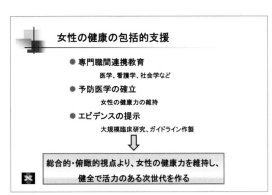

示し、ガイドラインを作成することも必要です。

　すなわち、女性の健康の包括的支援では、総合的・俯瞰的な視点により、女性の健康力を維持し、健全で活力のある次世代を作ることが重要になってくるのです。

フェムテック

そうした女性の健康力の包括的支援として近年注目されているの

がフェムテック
FemTech という概念
です。これは Female
（女性）と Technology
（技術）の造語です。
女性の健康を巡る様々
な課題を最新テクノロ
ジーで解決し、女性の
健康を維持しようとい

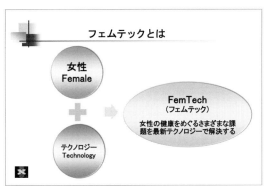

うことです。

　近年マスコミでも、取り上げられてきており、女性の体調を様々な商品で支援していこうとする動きが起こっています。大手も参入してきており、様々な企業が関与をするようになってきています。

　私は、フェムテックとして３つのことを考えています。１つ目は、性成熟期女性の月経や妊娠にかかわる様々な苦痛から何よりもまず解放することです。２つ目は、子どもを望むカップルの希望

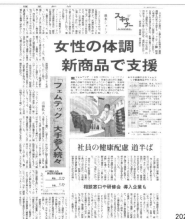

読売新聞
2021年10月17日（日）

の実現です。そして、３つ目、すべてのライフステージにおける女性の健康力の維持と、活躍できるような社会の構築です。

　例えば、月経や妊娠にかかわる苦痛からの解放では、今日お話したようなOC・LEPとか、様々な生理用のデバイスが考えられています。そして子どもを望むカップルに関しては、体外受精・顕微授精といった生殖補助医療、卵子の凍結といった生殖補助医療をいかにして活用していくか。希望の実現に対する様々なアプリを開発していくことも必要になってまいります。女性のライフステージの健康の維持に関しては、ホルモン補充療法を考えていくとか、あるいは思春期の女

性に関しては HPV ワクチンを打って子宮頸がんを予防する。パーソナル休暇など、働きやすい、女性が活躍しやすい社会を構築していくことが必要なのではないかと思っています。

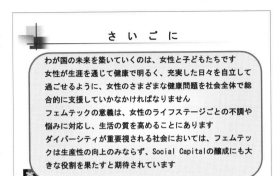

さ い ご に

わが国の未来を築いていくのは、女性と子どもたちです
女性が生涯を通じて健康で明るく、充実した日々を自立して過ごせるように、女性のさまざまな健康問題を社会全体で総合的に支援していかなかければなりません
フェムテックの意義は、女性のライフステージごとの不調や悩みに対応し、生活の質を高めることにあります
ダイバーシティが重要視される社会においては、フェムテックは生産性の向上のみならず、Social Capitalの醸成にも大きな役割を果たすと期待されています

　わが国の未来を築いていくのは、女性と子どもたちです。女性が生涯を通じて健康で明るく、充実した日々を自立して過ごせるように、女性の様々な健康問題を社会全体で総合的に支援していかなければなりません。今日お示ししましたように、フェムテックの意義というのは、女性のライフステージごとの不調や悩みに対して、生活の質、クオリティ・オブ・ライフを高めることにあります。ダイバーシティが重要視される社会においては、フェムテックは生産性の向上のみならず、ソーシャルキャピタルの醸成にも大変大きな役割を果たすことが期待されています。

　最後にテイク・ホーム・メッセージです。『黄帝内経素問』は、前漢の時代ですから2,000 年以上も前にできた中国最古の医学書です。そこには、「すでに病みたるを治せず、未だ病まざるを治す」、未病という概念が既に提唱されています。女性の健康力の維

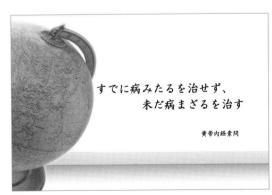

すでに病みたるを治せず、
未だ病まざるを治す

黄帝内経素問

持には、この考え方が極めて大切であることを、テイク・ホーム・
メッセージとしてお知らせして終わらせていただきます。

3、
日本における
フェムテック製品と
サービスの発展

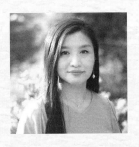

渡邊 香

国立国際医療研究センター 国立看護大学校

プロフィール

秋田大学大学院医学系研究科修士課程修了後、同博士課程修了（医学博士）。
臨床経験後に、日本赤十字秋田看護大学助教、日本助産師会事務局長、国立
国際医療研究センター 国立看護大学校講師を経て、同学准教授（現職）。
専門は、社会医学、公衆衛生学、助産学、思春期学。
国内外を問わず社会医学研究および母子保健とリプロダクティブ・ヘルスの推進
活動をしている。

フェムテック製品の進歩について、下記について順に概説いたします。

● 　フェムテック製品市場の現状
● 　フェムテック製品の分類と課題
● 　フェムテック製品やサービスの一例
● 　日本におけるフェムテック製品の発展について

フェムテック製品
市場の現状

世界的規模でフェムテック製品市場の現状を見ると、急速に拡大を続けており、特にアメリカがその成長を主導していることが

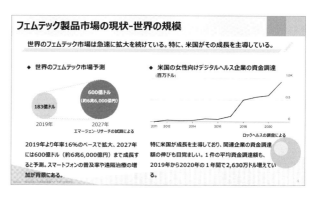

フェムテック製品市場の現状-世界の規模

世界のフェムテック市場は急速に拡大を続けている。特に、米国がその成長を主導している。

◆ 世界のフェムテック市場予測

183億ドル
2019年

600億ドル
（約6兆6,000億円）
2027年
エマージェン・リサーチの試算による

2019年より年率16%のペースで拡大、2027年には600億ドル（約6兆6,000億円）まで成長すると予測。スマートフォンの普及率や遠隔治療の増加が背景にある。

◆ 米国の女性向けデジタルヘルス企業の資金調達
（百万ドル）

ロックヘルスの調査による

特に米国が成長を主導しており、関連企業の資金調達額の伸びも目覚ましい。1件の平均資金調達額も、2019年から2020年の1年間で2,630万ドル増えている。

分かります。世界のフェムテック市場予測を見ると、2019年より年率約16％のペースで拡大を続け、2027年には約600億ドルまで成長すると予測されています。これはスマートフォンの普及率や、遠隔医療の増加が背景にあると考えられています。

　また、フェムテック製品への投資について、世界と比較すると日本はまだまだ遅れていますが、最近、経済産業省（以下、経産省）主導で動きが見られるようになってきました。経産省の試算によると、働く女性の健康問題の解決による日本の経済効果は高く、例えば月経不

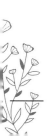

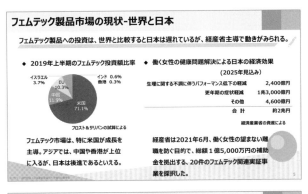

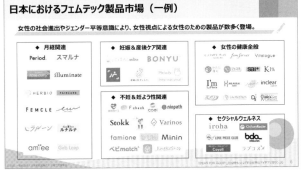

調に伴うパフォーマンス低下の軽減や、更年期の症状の軽減をすることで、約2兆円の経済効果を生むと言われています。この試算を経て、経産省は、2021年6月に働く女性の望まない離職を防ぐ目的で、総額1億5,000万円の補助金拠出を決定し、約20件のフェムテック関連実証事業を採択しました。

　図に示したのは、日本におけるフェムテック製品市場の一例です。女性の社会進出やジェンダー平等意識により、女性視点による女性のための製品が数多く登場しました。特に、妊娠や産後ケア関連に関する製品は、これからまだまだ発展の余地がありそうです。

フェムテック製品の分類と課題

経産省の報告書によると、フェムテック製品はその開発内容によって、製品やサービスをいくつかに分類することができると

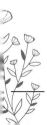

フェムテック製品の分類

フェムテック製品は、開発にあたり、製品・サービスを次のように分類することができる。

製品・サービス分類	製品・サービス例
①専門家相談/サポート	不妊治療/更年期サポート、女性のヘルスケア相談等
②健康管理/トラッキング	排卵日予測、基礎体温の管理、不妊治療の管理、陣痛トラッキング等
③簡易検査キット	卵巣年齢チェック、膣内フローラチェック、精子運動率チェック等
④医療支援	分娩監視装置、受精卵の映像閲覧、痛くない乳がん検査、更年期特化のオンラインクリニック等
⑤雑品	給水ショーツ、月経カップ、等
⑥その他	卵子凍結、不妊治療の福利厚生パッケージ、非ホルモン治療薬、女性用バイブレータ、ウェアラブル搾乳器、経口避妊薬配達サービス等

経済産業省 経済産業政策局 経済社会政策室御中 令和2年度産業経済研究委託事業働き方、暮らし方の変化のあり方が将来の日本経済に与える効果と課題に関する調査 報告書(概要版)より

いわれています。一つ目は、専門家の相談やサポートで、不妊治療や更年期へのサポート、女性のヘルスケア相談などです。二つ目は健康管理やトラッキングシステムで、比較的古くからある排卵日予測や基礎体温の管理、生殖補助医療（不妊治療）のスケジュール管理、陣痛トラッキング等です。三つ目が簡易検査キットで、卵巣年齢チェック、膣内フローラチェック、精子運動率チェックなどです。その他自宅で比較的簡単にできるSTI（sexually transmitted infections、性感染症）検査キットなども販売されています。四つ目は医療支援です。ウェアラブル、コードレスといった妊婦に優しい新しい仕組みの分娩監視装置や遠隔チェック、受精卵の映像の閲覧、痛くない乳がん検査、更年期特化のオンラインクリニックなどです。五つ目は雑品として分類される給水ショーツや月経カップ、布ナプキンや様々な月経関連商品です。六つ目は、卵子凍結や不妊治療の福利厚生パッケージ、非ホルモン治療薬、女性用のバイブレータ、ウェアラブル搾乳器、経口避妊薬の配達サービスなどです。

これらの製品やサービスは、現在それぞれ課題や問題を抱えています。1つ目の専門家相談やサポートに関しては、フェムテック産業の拡

フェムテック製品の分類別課題

フェムテックの製品・サービスは、それぞれ課題や問題を抱えている。

製品・サービス分類		製品・サービスの開発・提供における諸課題
①専門家相談/サポート	安全性・信頼性	フェムテック産業の拡大にあたり、業界統一となる品質基準がなく、水準の維持に懸念がある。
②健康管理/トラッキング	プライバシー担保	情報漏洩がないといった利用者の不安の声への対応。提供事業者の情報倫理、情報管理技術が求められる。
③簡易検査キット	社会受容性	フェムテック分野全般がオープンに扱われにくく、認知されにくい。妊娠・不妊・更年期などに関する知識が乏しい。
④医療支援	資金調達	黎明期の産業である上、女性投資家が少ないことも一因し、女性特有の健康課題に関する需要が伝わりづらく、資金調達が困難。
⑤雑品	認知性	「吸水ショーツ」など月経時に使える製品が登場するものの、従来の生理用品とは規格が異なるために表示や広告に規制がかかり、認知度が上がらない。
⑥その他	連携先の確保	フェムテック事業者が、他機関と連携を図るにあたり、連携先を探す時間や人的リソースを要する。

大にあたり、現在まだ業界統一となるような品質基準がなく、水準の維持に懸念があるといった安全性や信頼性の課題を抱えています。2つ目の健康管理やトラッキングに関しては、個人情報の漏洩がないかといった利用者の不安の声への対応力が必要です。そして提供事業者の情報倫理や情報管理技術といった個人情報保護に関するレベルの均てん化も求められます。3つ目の簡易検査キットに関しては、フェムテック分野全般がオープンに扱われにくく、認知されにくいといった問題や、妊娠、不妊、更年期や性感染症などに関する社会全般の知識が乏しいといった社会受容性の問題を抱えています。4つ目の医療支援に関しては、現在黎明期の産業である上、女性投資家が少ないことも一因し、女性特有の健康課題に関する需要が非常に伝わりにくく、資金調達が困難であるという資金面の問題を抱えています。また、雑品に関しては、給水ショーツなど月経時に使える製品が登場するものの、従来の生理用品とは規格が異なるために、表示や広告に規制があり、製品やパッケージを見ただけではなかなか使いみちが分からないなど、認知度が上がらないといった問題を抱えています。その他としては、フェムテック事業者が他機関と連携を図るにあたり、連携先を探す時間や人的リソースを要するといった連携先確保の困難性の問題を抱えています。

フェムテック製品や
サービスの一例

専門家による相談やサポートを謳っているいるものは多く存在しますが、その中でも信頼性が高いといわれるもの、特徴的なものをいくつか抜粋して紹介します。

① 妊活コンシェルジュサービスの【フェミワン】

妊娠を望むカップルや、将来の妊娠を考える女性のためのLINEを活用した妊活コンシェルジュサービスです。ライフスタイルや妊活の状況に合わせて、不妊症看護認定看護師や臨床心理士、胚培養士、NPO法人の認定ピアカウンセラーなど、多職種が連携してチームを組んでサポートするといわれています。

② 不妊治療に関するデータ閲覧アプリの【cocoromi】

不妊治療に関する統計データ、同質データ、パーソナルデータが閲覧・管理できるアプリです。今後はSNSコミュニティを運用して、更に事業を展開していくといわれています。

③ 産婦人科への相談アプリの【産婦人科オンライン】

スマートフォンなどから産婦人科医や助産師に相談できるサービスで、LINEか電話を使ってリアルタイムで相談を行うことや、24時間専用フォームからメッセージによる相談が可能で、24時間以内に専門家から回答を得ることができる仕組みです。

④ 性の悩みに関するチャットアプリの【TRULYチャット相談】

更年期の心身の悩みや性の悩みなど、閉ざされた課題に寄り添い、正しい情報を伝え、悩みに応える更年期に特化したサービスとなっているようです。個人向けとしては、医師や専門家監修の信頼性の高い情報を提供し、法人向けには働く女性の健康課題をサポートするチャット相談やセミナーなど、福利厚生のサービス

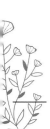

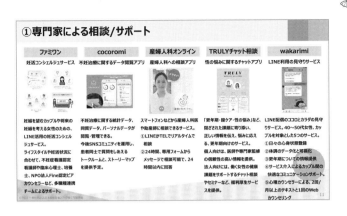

を提供しています。

⑤　LINE を利用した見守りサービスの【wakarimi】

　LINE で配信する心と体の見守りサービスで、40 〜 50 代の女性、またはカップルを対象とした 5 つのサービスが提供されています。1 つ目は、日々の心身の状態の登録。2 つ目は、体調のデータ化と可視化。3 つ目は、更年期についての情報提供。4 つ目は、サービス介入によるカップル間の快適なコミュニケーションサポート。5 つ目は、心理カウンセラーによる月数回のテキストや Web のカウンセリングです。

　今回紹介したものを含め、現在たくさんのサービスが存在しますが、信頼性の高いもの、またはそうではないものが混在し、利用者にとっても選択が難しい状況が指摘されています。

　パーソナルデータのトラッキングを利用した健康管理に関するものをいくつか紹介します。

①　妊娠可能期間を予測するデバイスとして、女性が女性のために考案した【kegg】

　それまでにも同様のものは存在し、非常に大きく使いにくく持ち運べず、そこに疑問を感じた開発者が、女性の意思で使いやすく小型のものということで kegg を開発したと言われています。

keggの命名の由来は、開発者が参考にした骨盤底筋体操のケーゲル体操の「k」、そして小型で手のひらサイズの小さなデバイスである卵形のもの「egg」だといわれています。使い方は非常に簡単で、まず卵型のデバイスを腟に入れ、締める緩めるの動作を数回繰り返すことでデバイスが小刻みに揺れ、先端のセンサーが子宮頸管粘液のデータを収集し、その後データはクラウド上で分析され、ユーザーの専用アプリに送られる仕組みになっています。毎日2分程度の使用で、最大7日前までに女性の妊娠可能期間を予測するといわれています。

② 月経などの体調管理アプリの【ルナルナ】

過去の月経日や排卵日などから、独自のアルゴリズムで次の月経や排卵日を予測する月経管理を中心に、妊活のための基礎体温記録、出産を控えている人向けに妊娠日数（週数）管理、低用量ピルなどの服薬支援機能、スポーツをする人向けに試合や合宿に向けた月経周期把握のサービスを提供しています。

③ ルナルナと同じ企業が展開している【ルナルナメディコ】

ルナルナと連携したデータ管理システムも存在します。利用者がルナルナに記録した月経日や月経周期、基礎体温、ピルの服薬日の体調などのデータを、利用者合意の上でルナルナメディコのシ

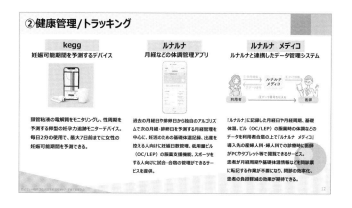

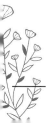

ステム導入済みの産婦人科医療機関で、医師が PC やタブレットなどで情報を閲覧しながら診療できるサービスです。これは利用者が月経周期や基礎体温情報などを問診票に転記する作業が不要になり、問診の効率化、患者の負担軽減の効果が期待できるものとなっています。

　利用者が自分で検体を採取し、簡単に検査を受けることができる簡易検査キットを紹介します。
① 卵巣年齢のセルフ検査キットである【Fcheck】
「妊活・不妊治療のはじめの一歩」というキャッチコピーのもと、厚労省承認の血液検査キットとして 2 万 2,000 円程度で販売されています。対象者は 25 歳以上の女性であり、約 0.1ml の血液から卵巣年齢をチェックすることができるといわれています。利用者は採血後、検体を検査センターに送ると、投函後 2 週間程度で結果が分かります。検査では血中 AMH（抗ミュラー管ホルモン）が測定され卵巣の予備能を推定します。検査結果はスマートフォンや PC で専用の Web サイトにアクセスすることで確認できます。これまで病院を受診しなければ受けられなかった検査が自宅で簡単に受けられるようになりました。
② 精子のセルフチェックアプリの【Seem】
専用キットとスマートフォンのアプリを使って、自宅で簡単に精子のセルフチェックができるサービスで、専用キットは約 4,000 円で販売されています。キットのガラス板に精液を塗布し、専用顕微鏡アプリで動画を撮影し、アプリ上で AI が動画を解析することで、精子の濃度と運動率を測定するものです。測定結果は数値で分かり、下回ると自然妊娠が難しいとされる WHO の下限数値と比較することができます。

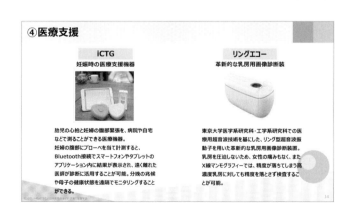

③簡易検査キット

F check
卵巣年齢のセルフ検査キット

卵巣年齢を自宅で簡単にセルフチェックできる
日本初の検査キット。
製品に含まれる専用ツールを使って自分0.1ml
以下の血液を採血後、検査センターに送ると、
投函後2週間程度で結果がわかる。検査結果
はスマートフォンやPCで専用のウェブサイトにア
クセスすることで確認可能。

Seem
精子のセルフチェックアプリ

専用キットとスマートフォンのアプリを使って、自
宅で簡単に精子のセルフチェックができるサービス。
専用顕微鏡レンズに精液を塗布し、アプリで動
画を撮影。アプリが動画を解析し、精子の濃度
と運動率を測定する。測定結果は数値でわかり、
下回ると自然妊娠が難しいとされるWHOの下
限数値と比較できる。

　新しい技術により、女性が快適に医療を受けられるようになる、医療支援に関するものを紹介します。

① 妊娠中の医療支援機器であるiCTG

これまでにワイヤレスで測定することのできる分娩監視装置が開発されてきました。これを応用し、胎児の心拍と妊婦の腹部緊張を、病院や自宅などで確認することができる医療機器としてiCTGは開発されました。妊婦の腹部にプローベを当てると、Bluetoothの接続でスマートフォンやタブレットのアプリケーション内に結果が表示され、医師が遠隔的に診察に活用することが可能になります。これによって、分娩の兆候や、胎児の健康状

④医療支援

iCTG
妊娠時の医療支援機器

胎児の心拍と妊婦の腹部緊張を、病院や自宅
などで測ることができる医療機器。
妊婦の腹部にプローベを当て計測すると、
Bluetooth接続でスマートフォンやタブレットの
アプリケーション内に結果が表示され、遠く離れた
医師が診察に活用することが可能。分娩の兆候
や母子の健康状態を遠隔でモニタリングすること
ができる。

リングエコー
革新的な乳房用画像診断装

東京大学医学系研究科・工学系研究科での医
療用超音波技術を基にした、リング型超音波振
動子を用いた革新的な乳房用画像診断装置。
乳房を圧迫しないため、女性の痛みもなく、また
X線マンモグラフィーでは、精度が落ちてしまう高
濃度乳房に対しても精度を落とさず検査するこ
とが可能。

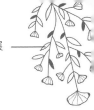

態を遠隔でモニタリングすることができるようになります。

② 革新的な乳房用画像診断装置の【リングエコー】

リング型超音波波動子を用いた革新的な乳房用画像診断装置で、乳房を圧迫しないため、女性が感じる痛みもなく、またＸ線を用いたマンモグラフィでは精度が落ちてしまうような乳腺の密度が高いデンスブレストと呼ばれる乳房タイプの人のがんも発見することができるようになるといわれています。

雑品に分類される月経時に利用できる製品を紹介します。

① 布ナプキンの進化版である【シルクナプキン】

これまで地球環境保護や肌の健康に配慮できるということで、木綿の表面素材で作られた布ナプキンが話題になってきました。ただし、布ナプキンは洗濯を繰り返すことで表面がゴワゴワと固くなり、洗濯をしても月経血のシミが落ちにくいことが問題になってきました。シルクナプキンは、表面をシルクサテン 100 ％の生地で作ることによって、サラサラの肌触りをキープすることを実現し、表面を黒やグレーの素材で作ることによって、シミが気にならなくなりました。

② 月経時にナプキン無しで数回分の経血を吸収させることを目的にした【吸水ショーツ】

開発サイドは月経時に利用できることを念頭に作っていますが、規制により生理用品として販売することができないために、なかなか使い方が理解されていないのが現状です。実際には真ん中の製品は、クロッチ部分に吸収・抗菌・防臭の加工を施し、5 層構造になっていて、100 回洗濯をしても 120ml の吸水量を保つと言われています。120ml ですので、標準的な経血量の女性のおよそ 1 日分の月経血を吸収できると考えられています。右側のものは、スポーツのような激しい動きにも対応し、ずれにくく、体に

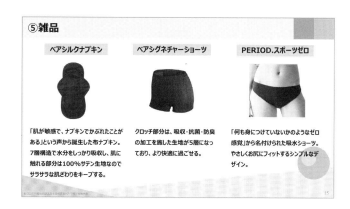

⑤雑品

ベアシルクナプキン

「肌が敏感で、ナプキンでかぶれたことがある」という声から誕生した布ナプキン。7層構造で水分をしっかり吸収し、肌に触れる部分は100％サテン生地なのでサラサラな肌ざわりをキープする。

ベアシグネチャーショーツ

クロッチ部分は、吸収・抗菌・防臭の加工を施した生地が5層になっており、より快適に過ごせる。

PERIOD.スポーツゼロ

「何も身につけていないかのようなゼロ感覚」から名付けられた吸水ショーツ。やさしくお尻にフィットするシンプルなデザイン。

フィットしやすい吸水ショーツです。月経開始や終わり頃の1回15ccから20ccの少量の吸水をするといわれています。

月経時に利用できる雑品をさらに紹介します。

① 膣内に挿入して使うドイツ製の【月経カップ】

柔らかい樹脂素材で作られています。子宮の頸部を覆うように自分の指で膣の奥まで挿入します。ぴったりと子宮頸部が覆われていれば、カップの中に月経血が排出され、体外に流出することがないために、下着が汚れる、月経血が空気に触れて匂いが気になるといったこともありません。ただし、カップの挿入が浅かったり、カップが折れた状態で挿入されたりすることで、月経血が外に漏れ出る可能性があります。正しく挿入していれば、数回分の月経血をカップに受け止めることができ、たまった頃にリングを引っ張って体外に取り出し、中身を捨てることで再度使用することができます。使い終わった後は、洗剤でよく洗浄し、隣に掲載した【月経カップ用洗浄ポット】に水と一緒に入れて、電子レンジで加熱することで、煮沸消毒をすることができます。

② 月経カップの進化版【LOON CUP】

カップに搭載されているセンサーで、経血の量や色、周期や体温

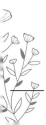

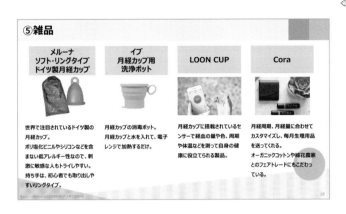

などを測って、女性の健康に役立てられる製品です。専用のアプリと連結され、携帯電話で自分の健康管理をすることができます。

　これらとは別に、月経周期や月経量に合わせてカスタマイズし、自分に合った生理用品を毎回送ってくれるシステムがあります。オーガニックコットンや綿花農家のフェアトレードにもこだわっているような【Cora】というような生理用品配送システムも存在します。
　その他、主に更年期以降の人の健康維持を目的に、たくさんのサプリメントが開発されています。利用者が目的に合ったものを選べる情

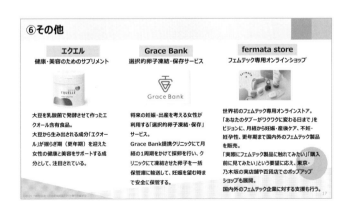

報が必要だと思います。

　また、選択的卵子凍結保存サービスの【Grace Bank】は、今すぐではなく、将来の妊娠・出産を考える女性が利用する選択的卵子凍結保存サービスです。提携しているクリニックで月経の1周期を掛けて採卵を行い、凍結させた卵子を一括保存庫に輸送して、妊娠を望む時まで安全に保管するシステムです。

　最後に、fermata store というフェムテック専用オンラインショップを紹介します。これは世界初のフェムテック専用オンラインストアです。「あなたのタブーがワクワクに変わる日まで」というビジョンを元に、月経から妊娠・産後ケア、不妊や妊孕性、更年期から国内外のフェムテック製品を販売しています。実際に触れてみたい、見てみたいという要望に応え、都内でもポップアップショップが展開されています。

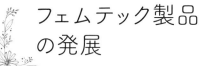

フェムテック製品 の発展

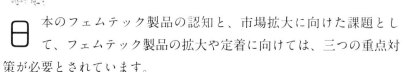

　日本のフェムテック製品の認知と、市場拡大に向けた課題として、フェムテック製品の拡大や定着に向けては、三つの重点対策が必要とされています。

　一つ目は産業発展に向けたルールのあり方の検討です。フェムテックは現在黎明期の産業であり、サービスや製品に関する業界統一となる品質基準がありません。厳格な品質基準が求められる場合もありますが、審査に時間がかかりすぎるため参入しにくいという声が挙がっています。

　二つ目は女性の健康に関する啓蒙活動です。女性特有の健康に関する話題はオープンに語られることが少ないのが現状です。悩みを抱え

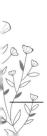

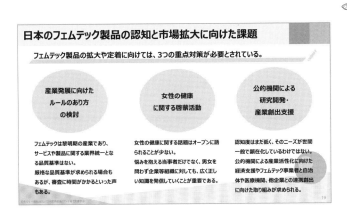

る当事者だけでなく、男女を問わず企業等の組織に対しても広く正し
い知識を発信していくことが重要です。

　三つ目は、公的機関による研究開発と、産業創出支援です。ファム
テック事業の認知度はまだ低く、そのニーズが世間一般で顕在化して
いるわけではありません。公的な機関による産業活性化に向けた経済
支援や、フェムテック事業者と自治体や医療機関、他企業との連携創
出に向けた取り組みが求められます。

　経産省によると、日本における 2025 年時点のフェムテック経済効
果は、年間約 2 兆円と言われています。更年期分野への支援が最も効
果が高いと言われており、1.3 兆円が見込まれています。経済的効果
の他に見込まれるものとしては、就業の継続や効率の向上により女性
管理職の比率が上昇することなどがあげられます。これまで仕事が理
由で必要な治療を受けることができない、あるいは十分かつ早期から
の体調管理ができないことで望むようなスタイルの仕事を続けられな
かった女性が、ファムテックを活用して早期から自分の健康管理に取
り組むことにより、仕事と私生活の両立が実現し、退職や就業形態の
変更をする人が半減すると仮定されています。

　次に多いのは、妊娠・不妊分野で、年間 3,000 から 5,000 億円と言
われています。経済効果以外の効果としては、出生率の上昇が挙げら

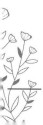

日本のフェムテック製品市場の今後の展望

経済産業省によると、日本における2025年時点のフェムテック経済効果は約2兆円/年

	経済効果試算(2025年時点)	試算仮説・前提条件
1 月経分野	約2,400億円/年	✓ フェムテックサービスの普及・活用により、PMS、月経に関連する症状に関する知識が広まり、これまで治療等適切な対応をとってこなかった女性が60%⇒30%まで低下することで、PMS、月経に関連した症状に伴うパフォーマンス低下に伴う損失額(約4,900億円)が約半減するものと仮定
2 妊娠・不妊分野	約3,000～5,000億円/年　その他の効果　・出生数：約1.2-1.7万人/年増（合計特殊出生率約0.017～0.025相当）	✓ フェムテックサービスの普及・活用により、不妊治療に伴う負担が軽減され、治療と仕事の両立をあきらめる女性の数が30～50%減少するものと仮定 ✓ 生殖補助医療実施数が2%/年で増加するものと仮定 ✓ 生殖補助医療開始時期が平均1年程度早まり、生産率が向上するものと仮定
3 更年期分野	約1.3兆円/年　その他の効果　・正規職員比率：0.8%増　・女性管理職比率（課長相当職）：0.7%増	✓ フェムテックサービスの普及・活用により、更年期に関連した症状に関する知識が広まり、これまで治療等適切な対応をとってこなかった女性が60%⇒30%まで低下することで、仕事の両立が実現せず、退職・勤務形態変更する女性が半減するものと仮定

れます。フェムテックサービスの普及や活用により、不妊治療に伴う負担が軽減され、治療と仕事の両立を諦める女性の数が減るものと仮定されています。また、不妊治療の開始期間が1年程度早まり、治療後の妊娠率が向上するものと仮定されています。

　また月経分野への支援により、年間2,400億円の効果があるといわれています。フェムテックサービスの普及や活用により、月経前に3～10日の間続く精神的あるいは身体的症状でかなり辛いと感じる女性もいるPMS（premenstrual syndrome、月経前症候群）や月経に関連した症状に関する知識が広まり、これまで治療等の適切な対応をとれなかった女性が、60％から30％にまで低下することで、PMSや月経に関連した症状に伴うパフォーマンスの低下による損失額が半減すると考えられています。

　最後に、現代の日本の医療従事者に求められるものについてです。日本のフェムテック製品の認知と市場の拡大に向けて、医療従事者は積極的な働きかけを行っていく必要があると思います。まず、製品の把握と使用のサポートです。たくさんのフェムテック製品が開発・販売される中で、医療従事者は最新で適切な製品特徴を把握し、フェム

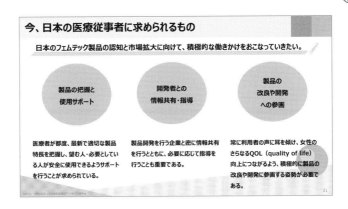

テック製品を望む人や必要としている人が安全に利用できるようサ
ポートを行うことが求められています。

　次に、開発者との情報共有や指導です。医療従事者は製品開発を行
う企業と情報共有を行うと共に、安全な技術や製品が提供されるよう
必要に応じて企業に対する指導を行うことが重要です。

　最後に、製品の開発や改良への参画です。医療従事者は、フェム
テック製品の利用者である女性や家族の声に常に耳を傾け、女性の更
なる QOL の向上につながるよう積極的に製品の開発や改良に参画す
る姿勢が必要であると思います。

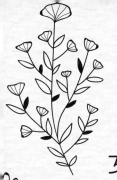

女性のウェルネスから見る
フェムテックの活用

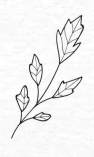

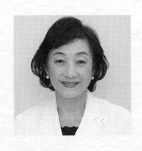

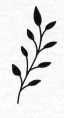

対馬 ルリ子
医療法人社団ウィミンズ・ウェルネス 理事長

プロフィール

1974 年	青森県立八戸高校卒業
1984 年	弘前大学医学部医学科卒業
1986 年	東京大学医学部産科婦人科学教室入局
1990 年	東京大学医学部産科婦人科学教室助手
1998 年	都立墨東病院総合周産期センター医長
2002 年	ウィミンズ・ウェルネス銀座クリニック（現 女性ライフクリニック銀座）開院
2003 年	女性の心と体、社会との関わりを総合的にとらえ女性の健康を支援する NPO 法人「女性医療ネットワーク」を設立
2020 年	困窮する女性を助ける「日本女性財団」「フェムシップドクターズ」活動を開始

日本産科婦人科学会専門医、母体保護法指定医／東京産婦人科医会 副会長／ NPO
法人女性医療ネットワーク 理事長／日本思春期学会 理事／日本性感染症学会 代議員
／東京大学医学部大学院 非常勤講師／公益社団法人 健康・体力づくり財団 理事／東
京思春期保健研究会 副会長／一般財団法人日本女性財団 代表理事／著作・メディア
出演多数

女性のウェルネスから見るフェムテックの活用について、お話をさせていただきます。

女性の健康

現在、女性の医療、女性のヘルスケア、ウィメンズヘルスは、性差の視点、また女性の一生涯に寄り添うウェルビーイングの視点から、様々な分野から考えられています。もともと女性の健康と言えば、妊娠・出産、リプロダクティブヘルスの分野でしたが、そこにソーシャルヘルス・セクシャルヘルス、性差のある疾患、骨盤底のケア、乳がん、あるいは心に関することなど、様々な分野が関わってきて、男性とは違う女性の健康問題、また現代に生きる女性の一生涯のウェルビーイングから見た医療やヘルスケアのあり方が考えられてきています。

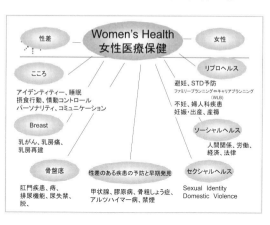

女性の健康の歴史を振り返ってみます。リプロダクティブヘルス＆ライツ（SRHR）という考え方が一般的になったのは、世界では1990年代のことでした。

遡ると、WHO、世界保健機関ができたのは1946年、第二次大戦後すぐです。その後1948年に世界人権宣言があり、1967年には国連人口基金ができ、人口のコントロールということが考えられるようにな

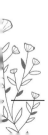

りました。1975 年に
世界女性会議が開催さ
れ、1 人 1 人の女性の
人権と国や世界の発展
が一緒に考えられるよ
うになりました。それ
までは人口の問題、リ
プロダクション、生殖
の問題というのは、国
の政策の 1 つで、富国

> ### ✳ 「女性の健康」の歴史
> **reproductive health & rights**
>
> ▥ 1946年　世界保健機関（WHO)憲章
> ▥ 1948年　世界人権宣言　ジュネーブ
> ▥ 1954年　国際人口会議
> ▥ 1967年　国連人口基金（UNIFPA)設立
> ▥ **1975年　第1回　世界女性会議**
> 　　　　　　**国連女性開発基金（UNIFEM)設立**
> ▥ **1993年　世界人権会議**
> ▥ **1994年　国際人口開発会議　カイロ宣言**
> ▥ **1995年　第4回　世界女性会議　北京**

強兵、たくさん産み育てよ、逆に 1 人っ子政策と言って子どもを産む
数を制限せよというように、国や大きな組織が出産をコントロールし
ようとしていました。

　しかし、それでは、本当の健康—つまり妊娠・出産・子育てがうま
くいき、世界の持続的開発に寄与すること—につながらないというこ
とで、人権の考え方のもとに 1994 年に国際人口開発会議でカイロ宣
言がなされ、1995 年には第 4 回の世界女性会議が北京で行われまし
た。この 2 つの会議によって、リプロダクティブヘルス＆ライツと
いう「性と生殖における健康と権利」が重んじられるようになったの
です。

　人々が安全で満足できる性生活を送り、子どもを産むかどうか、産
むとすればいつ何人産むかを決定する自由は個人個人が持っている。
さらに、生殖に関連する適切な情報とサービスを受ける権利を有して
いる。その対象には、性に関する健康、セクシャルヘルスも含まれ、
その目的はリプロダクションや性感染症に関するカウンセリングやケ
アを受けられるということ、個人と他人の生活との相互関係を向上さ
せることであると国連やカイロ宣言 SRHR は謳っています。

　そして、女性にとって重要な健康問題は、変わらずリプロダクティ

ブヘルス、そしてそのライツであり、それだけではなく生涯にわたる健康を考えるため、そこに性差医療の考え方、疾患リスクの男女の違い、ジェンダーの違いなども考慮され、研究が推進されるようになってきました。

　また、女性の健康、ウェルビーイングは、例えばジェンダーなど社会的・文化的要因に左右されている側面があるため、保健医療サービスに対し、すべての人がより良いアクセスができることを目標とされるようになっています。

　さらに社会的弱者として、まだ女性が被っている負担、教育格差・健康格差・貧困や社会的地位の格差の問題、女性に対する暴力の問題、災害時の女性の健康問題などについても取り上げられるようになってきています。

　そしてSDGs（SDGs、Sustainable Development Goals）は、現在2030年までに世界中の国々や地域がお互いに手をつなぎ持続可能な開発目標として実現してこうとしている、世界中の国々や地域が一緒に解決する開発目標です。1番、貧困をなくそう、2番、飢餓

女性にとって重要な健康問題
（国連女性差別撤廃委員会）

1．リプロダクティブ・ヘルス
2．性差医療
　　　疾患リスクの違い
　　　性差を考慮した医療サービスや研究
3．健康に影響を与える社会的・文化的要因
　　　文化的規範や社会的役割に左右される
　　　健康問題
　　　保健医療サービスへのアクセスの妨げ
4．社会的弱者として女性が被る負担
　　　教育格差、健康格差、貧困、社会的地位
　　　女性に対する暴力、災害時の女性の健康問題

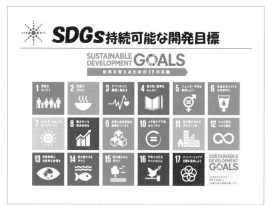

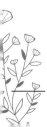

をゼロに、3番、すべての人の健康と福祉、4番、質の高い教育をみんなに、5番、ジェンダー平等を実現しようと続いています。そして、17番のパートナーシップで目標を達成しようということまで、すべての目標がお互いに関連し合い、世界の目標として、世界中の人たちの、あるいは地球の目標として、1人も取り残すことなく実現していこうという考え方です。この考えが、現代の健康、医療・ヘルスケア、そして1人1人の人権につながっているわけです。

女性の ヘルスケアシステム

欧米には1980年代から、女性の生涯にわたるヘルスケアシステムの策定に取り組んできた歴史があります。一方、日本では、まだまだ女性の健康と言えば、ビキニ医療です。これは子宮とか乳房、あるいは妊

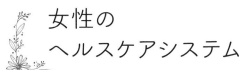

「女性の健康」海外との差

欧米	日本
80年代に女性の生涯にわたるヘルスケアシステム策定	「ウーマンズヘルス」「女性総合医療」分野がない
保健省に「女性健康課」	女性医療はまだ概念としてビキニ医療
学校教育への組み込み	法整備、システム整備の不足
多様な健康増進政策で、女性の社会進出が活性化	女性特有の体調変化が受容されていない
	女性は働きにくく産みにくい

日本は「女性の健康」分野で３５年以上遅れている

娠・出産に関してのみ、ビキニの水着で隠すところだけが女性という考え方で、あとは男女全部一緒というような概念を指します。

　しかし最近では、女性特有の健康特性、社会における女性の地位・役割、活躍できる社会のあり方が重視されています。つまり、女性が子どもを産みやすく、働きやすく、生きやすいということは、障害者や子どもやお年寄り、そしてLGBTにとっても生きやすい世の中に

つながるという考えのもとに、政策が推し進められようとしています。

　少なくとも新型コロナウイルス感染症のパンデミックを通じて、ウェルビーイング、健康であるとは、家庭や地域でより良く生きていくとはどういうことなのかをもう一度考え直そう、見つめ直そうという時代になってきています。これから妊娠・出産・子育てをするであろう、そして長い長い人生を生きていくであろう若い女性たちの健康を考えることが、あらためて注目されているのです。それは、例えばかかりつけ医を持ちましょう、きちんとした性教育を受け、ワクチンを接種し、予防できる病気は予防する、検診をちゃんと受けましょう、あるいは自分の体調やメンタルをちゃんと自分でコントロールできるように、ヘルスリテラシーを向上させましょうということです。

　もう1つ、すべての生まれてくる子どもが望まれた状態で、より良い状態で生まれてくるということ、それがプレコンセプションケアと言って、その子の将来の健康やウェルビーイングまで左右す

若い女性に必要なSHRH

- かかりつけ医あるいは相談相手
- 包括的性教育（お互いを尊重したつきあい、性の健康を守る意識、妊娠や避妊・性感染症予防の知識と具体的な行動、暴力に支配されない意識）
- ワクチン接種
- がん検診（子宮頸がん、乳がん）
- 婦人科検診（子宮内膜症、卵巣のう腫、性感染症）
- 避妊と妊娠計画（OC、基礎体温、葉酸、ワクチン）
- 体調とメンタルのケア（LEP、コミュニケーション、栄養）

家族計画family planningの意味

家族計画：カップルにとって最も適切な時期に、希望する間隔で、希望する数の子供を産み育てること

"Every child has a right to be a wanted child"
=すべての子供は、望まれた子供として生まれてくる権利を有する

（望まない妊娠・望まない出産は、新生児虐待致死や育児放棄につながりやすい）

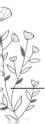

るという考えのもとに、いろいろな情報提供や、様々な政策や組織の取り組みが今行われようとしています。

Our Bodies, Ourselves という本は、私が 1990 年代に購入した本ですが、この本が初めて世の中に出たの

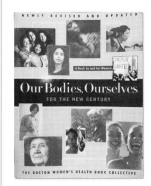
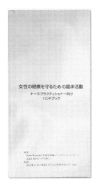

は 1970 年代、私が購入する 20 年も前でした。

　アメリカ・ボストンの女性たちが、自分たちの体や健康は自分たちで理解し決定しよう、そして生き抜いていく女性の健康の権利を高らかに謳いました。

　アメリカには、処方権をもち、避妊に対しての手技などを行うナースプラクティショナーという職業がありますが、1990 年代に私は、このナースプラクティショナーの会長からいただいた、『女性の健康を守るための臨床活動』を読み、女性のためのトータルヘルスのクリニックをやっていこうと決意し 2002 年に開業しました。

　振り返って見ると、日本はジェンダーの格差の解消、女性の活躍、子どもの生みやすさ、働きやすさ、そして女性の生きやすさなどが、数十年改善されてこなかったと感じています。まだまだ私も力足らずではありますが、私が目指した世界をもっと充実したものにして、堂々と女性が自分の性について語ることができる、女性が自分の将来について自己決定ができる世の中にしたいと願っています。

女性の不調・不快の改善

　フェムテックが5兆円規模の市場になるということで、突然注目されています。それに伴い、女性の健康問題、月経、更年期、セックス、それ以外の不調・不快などに関して、テクノロジーで改善・解決していけないだろうかといった動きが出てきています。これは海外から来た動きではありますが、日本企業でも女性の健康への関心がとても高まっています。

GMS

　デリケートゾーンへの関心も高まっています。様々な女性の不快症状、膣周りの乾燥やかゆみ・痛み・不快感、尿漏れや頻尿・性交痛などに関する解決策・改善策が、民間から、医療側から出てきています。

　その1つにGMSがあります。GMSは閉経関連の尿路生殖器症候群で、婦人科系と泌尿器科系が関連し、かつ女性ホルモンの減少する時期である閉経期、50歳前後ぐらいから後の、閉経に伴う外陰・膣の萎縮変化及びそれに伴う不快な身体症状をさします。この症状を改善しようという動きがあります。

　GSMの3徴としては、陰部の乾燥・違和感、性交痛などの性交障害、そして排尿障害が挙げられます。GSMの発生率は、閉経後女性の約半数で、徐々に症状がひどくなります。

　なぜ今このGSMが再び注目されているかですが、アメリカでは

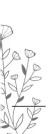

1940年代から60年代のベビーブーマーの女性たちがGSMに悩む年代に突入したことがあります。日本も団塊の世代のジュニア世代が、ちょうど更年期からその後に入っていく時期になっています。

　萎縮性膣炎や老人性膣炎は、年を取った女の人の、別に命にはかかわらない、取るに足らない悩みであり、年なのだからしょうがないのだというような考え方から変化し、成熟期女性のQOLを脅かす重大な疾患であり、これを解決・改善しなくては、人生の後半の女性がウェルビーイングであることが困難になってくると考えられるようになってきたのです。

　また、GMS予防のための保湿剤、ダイ

Genitourinary Syndrome of Menopause（GMS）
-閉経関連尿路生殖器症候群-

2014年にInternational Society for the Study of Women's Sexual HealthとThe North American Menopause Societyによって新たに提唱された単語。
閉経に伴う、外陰・膣の萎縮変化およびそれに伴う不快な身体症状

- 従来のVulvovaginal atrophyという単語に比較して、症状・病態を包括的に受け入れる概念とされる
- GSMは慢性かつ進行性疾患である
- 中年以上の半数以上の女性が影響される。

Management of symptomatic vulvovaginal atrophy: 2013
Position statement of NAMS. Menopause 2013; 20: 888-902

GSMの３徴

1．陰部の乾燥・違和感
2．性交痛などの性交障害
3．排尿障害
　　（頻尿・尿漏れ・再発性膀胱炎）
発生率は、閉経後女性の５０％で症状は進行性！

Management of symptomatic vulvovaginal atrophy: 2013
Position statement of NAMS. Menopause 2013; 20: 888-902

GSMは、米国のフェミニズム運動の集大成とも言える

VVA
（萎縮性膣炎、老人性膣炎）
〜老女のつまらない、とるにたらない悩み〜

GSM
（閉経関連尿路生殖器症候群）
〜成熟期女性のQOLを脅かす重大な疾患〜

レーターやバイブレーター、そして性交時の潤滑のオイルやゼリーなども出ています。ヨーロッパ等ではかなり前から、普通に薬局などでも取り扱われていて、女性たちはたくさんの商品から選ぶことができました。一

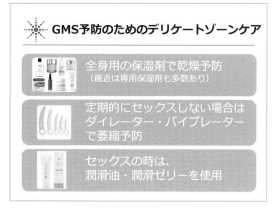

方、日本では、どうしてもセクシャルなこと、そして女性の健康問題に関しては語ることができない、表現することができない、隠すべきという風潮で、女性の膣まわりに問題があるとは考えられてきませんでした。

　ところが、日本でも数年前から、突然女性の快適のためのケア、そしてテクノロジーが見直されるようになってきました。

尿漏れ

　骨盤底は男性と女性が違う、とても大きな1つのファクターです。膀胱の後ろに子宮があり、その後ろに直腸があるため、女性は、尿道・膣・肛門の支持組織である骨盤底筋群が、骨盤の底をハンモックで支えるような構造になっています。この骨盤底筋群の老化・機能低下が女性の不快症状につながっているということが指摘されています。

　尿漏れは、不快症状の1つで大きな問題ですが、尿漏れには腹圧性

尿失禁と過活動膀胱の2つがあります。腹圧性尿失禁は尿道の質の悪化、外尿道口の奥の骨盤底筋の緩み、膣壁の周囲の骨盤底筋の緩みで起こります。一方、膀胱の異常収縮、異常な膀胱の状態、神経の興奮などによって過活動膀胱が起こります。これによって切迫性尿失禁が起きてくるわけです。

このように2つの尿漏れが、科学的にケアされ、予防されるようになってきました。腹圧性尿失禁は、おなかに力が入ったときに尿が漏れる状態で、これは男性よりも尿道が短い女性特有の尿漏れです。

特に骨盤底筋が緩む原因としては、妊娠・出産、肥満、更年期、そして加齢などがあげ

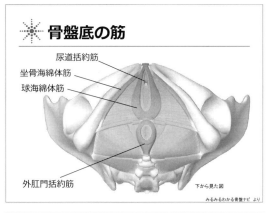

骨盤底の筋

尿道括約筋
坐骨海綿体筋
球海綿体筋

外肛門括約筋

下から見た図

みるみるわかる骨盤ナビ より

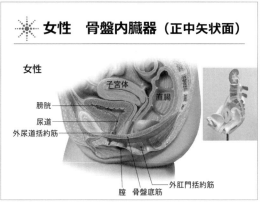

女性　骨盤内臓器（正中矢状面）

女性

子宮体
直腸
膀胱
尿道
外尿道括約筋

膣　骨盤底筋
外肛門括約筋

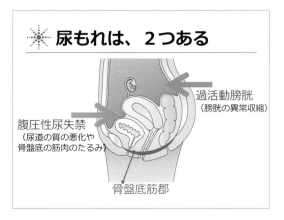

尿もれは、2つある

過活動膀胱
（膀胱の異常収縮）

腹圧性尿失禁
（尿道の質の悪化や
骨盤底の筋肉のたるみ）

骨盤底筋郡

られますが、これらが年齢とともに重なっていくわけです。

　出産が重く長時間かかる難産であった、産後のリハビリがうまくいかなかった、子宮の下垂や脱が残ってしまった。年齢を重ねるに従い徐々に体重が増え重力がかかる、女性ホルモンが低下して尿道やその周囲の組織が不安定になっていく、加えて体全体の筋肉組織も衰えていくというように、女性にとっては骨盤底筋が緩んでいく一方の人生のように見えます。

✳ 腹圧性尿失禁

> お腹に力が入った時に尿がもれる

- 咳、くしゃみ、大笑い
- 重いものを持ち上げたとき
- 立ち上がった拍子に
- 布団から起き上がったとき
- 階段を降りるとき
- 小走り
- スポーツをしていて

※ 女性特有の尿もれ

✳ 骨盤底筋がゆるむ原因

妊娠・出産	肥満	更年期	加齢
骨盤底筋や靱帯が傷む	骨盤内臓器が支えきれない	女性ホルモンが低下し、尿道やその周囲の組織が不安定に	筋肉や組織が衰える

尿漏れを防ぐ

　骨盤底筋の筋力評価基準ですが、私たち産婦人科医は内診をするときに、近年骨盤底筋にも着目するようになっていて、膣を内診するときに、「膣を締めてみてください」と言ってやっていただく

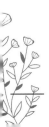

と全く力が入らない、筋肉の動きが感じられない人もいます。

そこで、どうやって訓練をしていただくかですが、まず骨盤底筋の存在を知らない人が多いですね。尿漏れを防ごうと腹筋運動を一生懸命やる人がいるのですが、腹圧がどんどん下の方にかかってますます骨盤底筋が弱り、骨盤内臓器が押し出されてしまうのです。

ですから、骨盤底筋はどこにあって、どういうふうに収縮するの

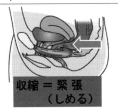
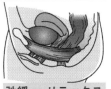

骨盤底筋訓練

収縮＝緊張（しめる）　弛緩＝リラックス

骨盤底筋の収縮と弛緩を繰り返す

➡ 筋肉トレーニングにより筋力が鍛えられる
➡ 自分の意思で必要な時に尿道がしめられる

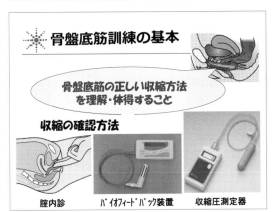

骨盤底筋訓練の基本

骨盤底筋の正しい収縮方法を理解・体得すること

収縮の確認方法

膣内診　バイオフィードバック装置　収縮圧測定器

か、弛緩するとどういう状態になるのかということを、まず体感してもらうことが大事です。この骨盤底筋の収縮と弛緩を繰り返すことで、筋肉がトレーニングされ筋力が鍛えられていきます。また、自分の意思で必要なときに尿道をキュッと締めて、尿が漏れないようにすることも可能になってきます。

診察法としては、膣内診があり、バイオフィードバック装置や圧の測定器などがあります。まずはこの骨盤底筋の存在を知り、正しい収縮方法を知り、そして骨盤内臓器を持ち上げるような力の掛け方ができるようになるということが大事です。

TVT 手術

運動だけでは 100 ％改善とはなりません。しかし、8 ～ 9 割が改善できると言われています。それでも駄目な場合には TVT 手術やメッシュを使う方法、あるいはスリングを使う方法もあります。

切迫性尿失禁は、膀胱の収縮機能の低下によるものなので、突然強い尿意がきて、間に合わなくなってしまう状態が起こります。また、間に合わないのではないかという恐れから、しょっちゅうトイレに行くようになります。

腹圧性尿失禁も混ざって、つまり骨盤底筋の脆弱化も加味され、どんどん頻尿になっていく人もいます。1 日に日中で 8 回以上、夜間で 1 回以上尿のために起きてしまう状態を頻尿と呼んでいます。過活動膀胱のスコアなどもあります。

✳ TVT手術

- 特殊なメッシュのテープ
- 尿道を軽く支える
- 尿失禁5年治癒率85％
  5年満足度96％
  日帰り又は1泊2日程度の入院で、局所麻酔で施行できる。

TVT
(TENTION FREE
VAGINAL TAPE)

（横浜Luna女性クリニック）

✳ 切迫性尿失禁

突然の強い尿意をこらえられずもれる

※ 尿意切迫感に伴ってもれる
- 外出から戻って、玄関の鍵を開けているとき
- 手を洗う、洗い物をするなど流水の音を聞いたり触ったとき
- 風に吹かれるなど冷感に触れたとき
- トイレで下着を下ろしているとき

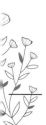

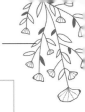

 頻尿とは

頻尿の場合のトイレの回数

	正常	頻尿
日中	5〜7回	8回以上
夜間	0回	1回以上*

＊夜間頻尿：夜間に排尿のために起きてしまう場合

 # 尿失禁の治療

　これらの治療薬としては、β刺激剤・抗うつ剤、抗コリン剤などがあり、最近では様々な薬の組み合わせでだいぶ改善できるようになっています。

　しかし、尿のコントロールを諦めてしまい、外出ができなくなる、お友達と会えなくなる、趣味の旅行などができなくなるというのは非常にもったいないことで、それこそソーシャルウェルビーイングも低下してしまいます。症状を早く知り、それに対して適切な治療やケアを受けて、良

 尿失禁（腹圧性・混合性）の治療薬

β刺激剤・抗うつ剤

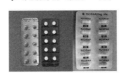

抗コリン薬
（抗ムスカリン薬）

い状態を保つことができるのです。これが本当の健康であり、ヘルスリテラシーであると考えます。

　最近ではボトックスを膀胱壁に注入して、これによって過活動膀胱を抑えることも行われています。これも保険適用になっています。

骨盤臓器脱

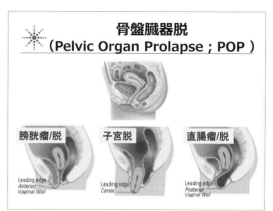

骨盤臓器脱（pelvic organ prolapse；POP）は、昔からある疾患ですが、全子宮脱になってから手術をするのではなく、膀胱瘤、あるいは直腸瘤の軽い時期、また不快症状があまり強くならない段階で骨盤底筋のトレーニング、あるいは器具を使って支えるなどの様々なケアの方法が、推奨されています。

ペッサリー

MILEX ペッサリーのシリーズは、円盤状で柔らかいので、入れるときには潰して入れやすくなっています。ドーナツタイ

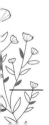

プのもの、ゲルホーンタイプのものなどもあります。このキューブ型ペッサリーなども、陰圧で膣壁に吸い付いて落ちてこないので、自己着脱するトレーニングをすれば非常に快適です。私のクリニックには、MILEX ペッサリーのフィッティングキットというのがあり、洋服をフィッティングするように様々なサイズのペッサリーセットを使っていただ

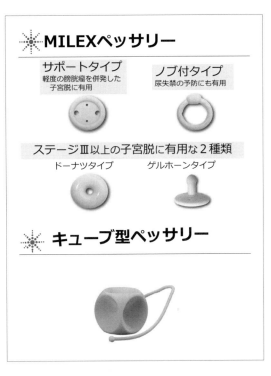

❋ MILEXペッサリー

サポートタイプ	ノブ付タイプ
軽度の膀胱瘤を併発した子宮脱に有用	尿失禁の予防にも有用

ステージⅢ以上の子宮脱に有用な2種類

ドーナツタイプ　　　ゲルホーンタイプ

❋ キューブ型ペッサリー

いて、自分に合ったサイズ、自分に合った形状のものを探していただいています。これもフェムテック、テクノロジーの新しい姿だと思います。

メディカルケア

月経、骨盤底、あるいは膣外陰などの不調に関して、様々なメディカルケアも発達していますし、セルフケアの選択肢も増えています。

メディカルケアとしては、低用量ピルで月経のトラブルを改善す

る、HRTで女性ホルモンの補充療法をするなどは広く知られており、広く海外では使われています。しかし、低用量ピルやHRTの普及率も、日本ではまだ当該人口の数％以下であるということが分かっています。女性が快適で活躍しながら、長い人生を自分らしく生き抜いていくことがどれだけ大事なことなのかが再認識される時代になっても、まだヘルスリテラシーの低い人が多く、女性が自分で自分のために行動を起こすという意思の希薄さが、とても残念でなりません。もっと低用量ピルやHRTを上手に利用してほしいと思います。

　ホルモン補充療法では、エストロゲンの内服やパッチやジェルなどと一緒に、子宮内に留置するミレーナもよく使われています。あと漢方薬やメンタル系の薬剤も、産婦人科でも出します。様々なホルモンとやサプリとの組み合わせなどで上手に使っていただきたいと思っています。

　産婦人科はもともと婦人科の方は外科系ですので、膣レーザーの照射、フラクショナルレーザーとか、膣外陰の形成手術。もちろんPOP（骨盤臓器脱）の手術や膣式子宮全摘もやっています。様々な手術も上手に使って、

月経不調、膣外陰骨盤底不調の治療（メディカルケア）

低用量ピル、HRT（女性ホルモン補充治療）
　内服薬、パッチ薬、ジェル、膣坐薬、膣外陰ホルモンクリーム
　子宮内器具ミレーナ

漢方薬・メンタル系薬剤
　体質と症状にあわせた総合薬。
　当帰芍薬散、加味逍遥散、桂枝茯苓丸、補中益気湯など
　セロトニン再取り込み阻害剤

膣レーザー照射、膣外陰形成手術
　コラーゲンを増やす、形や機能を若返らせる

より良い自分の健康を実現していただきたい。

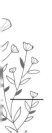

セルフケア

自分でできるセルフケアとしては、心や体のカウンセリングが、実はとても大事です。専門家に話を聞いてもらうこと、それから、ある目的に絞ったケアをしていくこと、心、サイコロジーのセラピー、それ

✳ 快適な月経へ（セルフケア）
→フェムテックの利用

- **カウンセリング**
  心理療法、セックスカウンセリング
- **運動療法**
  膣トレ、ピフィラティス、ヤムナ、骨盤底筋体操、
- **アロマセラピー、鍼灸、整体、気功 など**
  ゼラニウム、ローズ、サンダルウッド、アーユルベーダ
- **サプリメント**
  イソフラボン、ブラックコホシュ、チェストベリー、
  プエラリアミリフィカ、マカ
- **新しい月経用品**
  膣ケア用品、月経カップ、吸水ショーツ、基礎体温計など

からセックスに関するセラピーなども大事です。あとは運動療法、mata 現在は膣トレが盛んになってきました。

ピフィラティス

ピフィラティスは、アメリカの婦人科・泌尿器科医クロフォード博士が、骨盤底筋をもう一度よみがえらせることによって、子宮脱のオペをしなくても済むように開発されました。様々な骨盤底筋体操、最近はマシンを使ったものなどもあり、後でご紹介します。

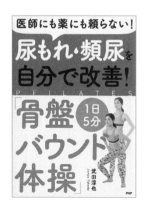

✳ ピフィラティス® (Pfilates)

✳ ピフィラティス® (Pfilates) は、2009年に米国の女性泌尿器科医Dr. Bruce Crawfordによってつくられたエクササイズ。

✳ 120のピラティス・ヨガ・パーソナルトレーニングのムーブメントをビデオと同期させた筋電図を用いて研究し、骨盤底筋群と、その協調運動筋群である腹横筋・下肢内転筋・殿筋群が、大きく刺激される10のムーブメントで構成される。

アロマテラピー、鍼灸など

他にアロマセラピー、鍼灸・整体・気功などの伝統的な代替療法にプラスして、西洋的な医薬品・手術なども使われています。サプリメントも今は大変発達してきています。栄養学の一種として考えられてはいますが、特定機能を持ったもの、植物性エストロゲン、女性ホルモンの代替になるということで使われるものも増えています。

月経用品、膣ケア用品

新しい月経用品、膣ケアの用品、例えば、膣周り、外陰などをマッサージするためのジェルとかオイルとかクリームなどもありますし、ホルモンが付加されているものもあります。

月経カップも大変便利で、紙や化学的な廃棄物を少なくすることに

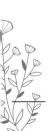

も寄与しますし、また、自分の膣の状態、月経の状態をよく知ることもできるため、非常に有用です。これは最大 12 時間もつので、清潔で、かつ慣れてくれば容易に、月経のコントロールができます。

　吸水ショーツも様々なものが出てきており、ナプキンをいちいち買わなくても良いナプキン廃棄が減るということで普及が進んでいます。

　基礎体温計も、昔は朝起きてすぐに舌下で 5 分間動かずに測かる必要があったのですが、最近は 10 秒計などもあり、またスマホと連動してすぐにデータになり、排卵予測日や月経の予測日なども分かるものに進化しています。

　体調管理の 1 つとして役立ててもらいたいと思います。

エコンパス

エンコンパス。これはトレーニングマシンの一種ですが、自分の体重を使ってストレッチを中心にしたバランスと筋肉を整えるマシンです。骨盤底に関しても、トータルなバランスに関しても、効果が高いものとして現在取り入れられ、高齢者でも妊婦でも無理なく筋トレが可能になっています。

骨盤底エクササイズ、Yoni Pichu 外来、膣ケア

当院で骨盤底を意識した全身トレーニングの指導をしているのは、岡橋優子さんといって、骨盤底エクササイズのエキスパー

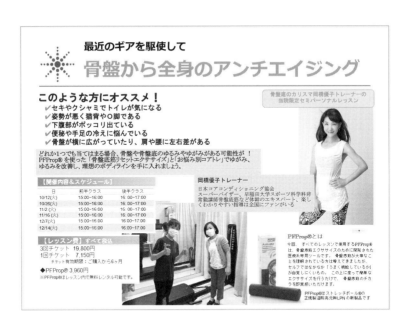

トです。骨盤底を意識させるポールなどを使ってエンコンパスと組み合わせて、マンツーマンでの骨盤底トレーニングなども提供しています。

　産婦人科の Yoni Pichu 外来もあります。産婦人科医師で特にインドのアーユルベーダを学んだ先生が、性器オイルシップをしながら、自律神経のバランス、血流、そして様々な心のケアなどにもつながるような治療をしています。

　助産師たつの ゆりこさんがやっている膣ケアトレ＆ヨーニ・ダーラー骨オイルトントンもあります。産後の膣ケアや乳房ケア、さらに更年期、あるいは性交障害を起こしているカップルのための様々なケアトレーニングで、食養生とか心のケアなども一緒にやっておられます。これまで、うちのクリニックで日曜日にやっておられたのが、先日、八ヶ岳の方に引っ越されて本格的にトレーニングを開始されています。

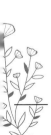

フェムケア製品

様々なフェムケア製品が開発されています。当院で取り扱っている製品をざっとご紹介します。

CO2 フラクショナルレーザーは、子宮頸部のレーザー蒸散（子宮頸部異形成の治療）もできますし、膣壁のレーザー照射もできます。膣や外陰部の不快感、あるいは尿漏れや頻尿、尿意切迫感などの不快症状を改善します。

また LVR と言う、レーザーを使った Vaginal Rejuvenation、膣壁形成手術もやっています。産後はどうしても膣が開いてしまい骨盤底筋が緩んだ状態で膣が閉じにくくなります。重力によってだんだん直腸瘤とか、膀胱瘤が出てきそうな方に対していわば若返りの手術をし

✳ フェムケア製品　デリケートゾンケア　尿もれ・骨盤底筋商品

商品名	詳細	取扱
ANOWA41 25g 3,300円（税込）	医療機関限定。ヒト幹細胞が入ったデリケートゾーン専用の保湿ジェルです。膣内の善玉菌（乳酸桿菌）を含んでいるので、膣にも使え、においやかゆみ等の不快症状をやわらげます。	様 適
フェミノール 100mL 3,300円（税込）	植物療法をコンセプトにした天然植物オイルのデリケートゾーン洗浄オイル。・なじませて、お湯で洗い流すだけ・天然由来成分99%、安心の成分	様 新
ダイレーター 11,000円（税込）	優しいピンクのダイレーター。指のように優しいものから、様々な太さ、長さのある5本セット。恐怖感や抵抗感を感じることなく、ゆっくり、自分と向き合いながら使えます。素材:プレミアムシリコン	様 適
ラブパール ライト＆ミディアムセット 4,400円 ライト 3,300円	ラブパールの中に入っている重りがコロコロと転がり、振動による刺激を与え膣トレができます。素材には、非毒性で肌にやさしくやわらかい抗菌性のエラストマーを使用。	適
月経カップ インティミナ リリーカップ コンパクト・レギュラー 各6,050円 スウェーデンで医療専門家のアドバイスとサポートをもとにつくられました。柔らかなめらかなシリコン製。簡単に折りたたむことができ、まるで何も装着していないかのように自然で快適です。	適

商品名	詳細	取扱
PFProp® 3,960円（税込）	普段意識していない骨盤底筋の感覚を引き出してくれるPFProp®。骨盤底筋は損傷や弱化で生理痛、産後のコンディション不良、尿失禁、臓器脱傾向にもつながる大切な筋肉です。	様 適
温布 ホルダーM/L 2,200円/2,475円（税込） ライナー 1,485円／替えパッド1,045円	オーガニックコットンに、富岡製糸場と今治タオルのコラボでうまれた加工を使用。とても肌触りがいいので毎日使えます。生理に、温活に、尿漏れに。	級 適

フェムケア製品 デリケートゾンケア

商品名	詳細	取扱
	コラージュフルフル泡石鹸ピンク 150ml 1,980円(税込) デリケートゾーンもすっきり洗浄する。菌もニオイも洗う薬用抗菌石鹸。抗真菌(抗カビ)成分「ミコナゾール硝酸塩」と殺菌成分「トリクロサン」配合。生理中や、ニオイやおりものが気になる時に。	姉 断 通
	Yesウォームウォッシュ 150mL 2,640円(税込) 低刺激で毎日使える泡タイプのデリケートゾーン用ソープ。pH4〜4.5と、膣内のpH環境に近くなっています。84.9%オーガニック成分、グリセリン、パラベンフリー。	通
	ビュビケアフェミニンシフォンソープ 220mL 2,310円(税込) *3種 デリケートゾーンのpH値に合わせた弱酸性。ココナツ由来の低刺激の洗浄成分で優しく泡立ちます。天然由来成分100%、オーガニック配合率:74.6〜75.5%	姉 通
	ビュビケア フェミニン コットンシート 5枚入り 550円(税込) *2種(無香料・ミント) 柔らかなオーガニックコットンに天然植物由来成分をたっぷり含ませたウェットシート。外出先でデリケートゾーンのムレや汚れが気になったら、さっとひと拭きで清潔に。	姉
	Yesオイルローション 80ml 3,850円(税込) *クリニックでの販売は特別価格3,300円(税込) 保湿力の高いオイルをベースに、べたつかず、さらさらとしたデリケートゾーン用オイルローション。99.8%オーガニック成分、グリセリン、パラベン、香料フリー。	姉 断 通
	Yesウォーターローション 100mL 3,300円(税込) *アプリケータータイプ。5mL×6個 3,733円(税込) サラサラした、自然なテクスチャー。デリケートゾーンの肌を整え乾燥から守ります。96%オーガニック成分、グリセリン、パラベン、香料フリー。膣内のpHに近いpH4.08	通
	Yesモイスチャージェル 100mL 3,520円(税込) *アプリケータータイプ。5mL×6個 3,938円(税込) *クリニックでの販売は特別価格3,970円(税込) 乾燥を防ぎ、保湿しながら肌を整えるデリケートゾーン用保湿ジェル。みずみずしいテクスチャーで乾燥から肌を守り。95%オーガニック成分、グリセリン、パラベン、香料フリー	姉 断 通
	ビュビケアフェミニンスポットクリーム 15mL 1,980円(税込) デリケートゾーンの乾燥によるトラブルの緩和に。クローブオイル、パパイヤ果実エキスが肌荒れに素早く働きかけ、発生を防ぎ、タイムエキスが清潔に保ちます。	通

ます。私は10年前にロサンゼルスで研修を受けました。

教えてくれたマトロック先生に、外陰部の形成は何のためにやるのかと聞いたら、これから先の人生を自分が納得できるように、

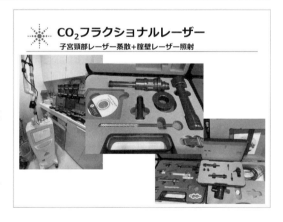

✳ **CO₂フラクショナルレーザー**
子宮頸部レーザー蒸散+膣壁レーザー照射

快適なものにすることが目的であると言っていました。

その際に、日本から4人ほど行きまして、このオペを習いました。

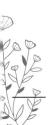

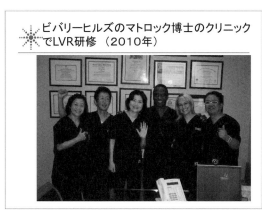
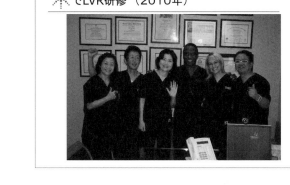

ビバリーヒルズのマトロック博士のクリニックでLVR研修（2010年）

総合女性診療、検診

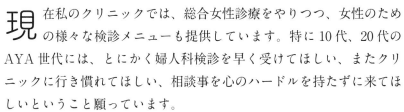

現在私のクリニックでは、総合女性診療をやりつつ、女性のための様々な検診メニューも提供しています。特に10代、20代のAYA世代には、とにかく婦人科検診を早く受けてほしい、またクリニックに行き慣れてほしい、相談事を心のハードルを持たずに来てほしいということ願っています。

　大人の方は毎年、若い女の子は2年に1回でいいですから、ぜひ検診を受けてください。何かあったらすぐに相談できるかかりつけの場所、美容院のような存在として産婦人科も女性クリニックも考えていただけたらと思います。

　女性の今まで人に言えなかった不快症状、あるいは恥ずかしくて相談できなかったことが、共通の健康問題・課題として認識され、そして、たくさんの人がそれによって恩恵を受け、世の中が生きやすくなり、世界がより健康に、より豊かになるための起爆剤として、フェミ

ニンテクノロジーを使っていきたいと思います。

　今問題や課題がある人は、かえって最もリソースとなる貴重な存在です。たくさんの専門家、産業家や技術者と一緒に課題を解決していけたらと思います。

　注：この講演に際し、多くのスライドを提供してくださった関口由紀先生（横浜 LUNA 女性クリニック、泌尿器科医）に心より感謝申し上げます。

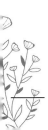

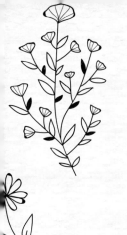

5、
生殖医療の進歩と
将来の展望について

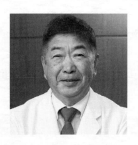

堤 治
山王病院 名誉病院長

プロフィール

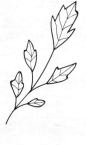
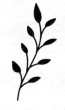

医療法人財団順和会 山王病院 名誉病院長
1976 年東京大学医学部卒、同大学産科婦人科学教室教授を経て 2008 年よ
り山王病院、国際医療福祉大学大学院教授。東宮職御用掛として雅子妃殿下
出産の主治医を務めた。医学博士、日本産科婦人科学会産婦人科専門医、日
本生殖医学会生殖医療専門医、日本産科婦人科内視鏡学会技術認定医。日本
受精着床学会、日本産科婦人科内視鏡学会の理事長を歴任した。

生殖医療の進歩と将来の展望についてお話をさせていただきます。

今日お話します内容は、まず生命の誕生と生殖医療の関係。そして、リプロダクティブヘルスと生殖医療。更に生殖医療と社会との関係。最新のテクノロジー。そして、生殖医療とコロナについても述べていきたいと思います。

生命の誕生と 生殖医療

生命の始まりは、妊娠の成立であると言ってもいいかもしれません。男女が結婚して、夫婦生活を営み、実際には精子と卵子が卵管で出会って受精し、子宮に着床するわけです。ところが、生殖医療では、人工授精では性交がいりませんし、体外受精では卵管もいりません。さらに非配偶者間の体外受精では、想定外の妊娠もあり得るわけです。さらに凍結技術を使用すれば死後生殖、あまり聞いたことがないかもしれませんが、本人が亡くなった後、凍結した胚、あるいは凍結した精子を用いて子どもを作ることが可能になっています。

考えてみますと、受精は生命の始まりとは言えませんし、着床しても妊娠したとは言えないとしたら、生命の始まりはいつなのだろうかという疑問も生じてきます。

卵子の年齢と言われてもピンと来ない方もいるかもしれませんが、卵子の数は出生時に決まっていて、だんだん減っていく（図1）。卵子は胎児の時に作られますので、卵子の年齢はその人の年齢と同じであると言うこともできます。日本では性や生殖の教育があまり行われないので、こういった基本的な知識を学んでいない。日本の国民の性や生殖に対する知識レベルは文明国の中では最低レベルなのです。

一方、精子は毎日1億個作られ、常に生まれたてと言うことができ

ます。最近の男性の精子が半減したというデータもありますが、半減まではしていないけれども、男性原因の不妊が増えていると実感しています（図2）。

生命の始まりに戻りますと、受精した卵子が分割して、いわゆる胚盤胞という時代を経て、子宮内膜に着床する。超音波で見ると、妊娠5週には胎嚢が見えますし、妊娠6週になりますと、もう心拍が見える。さらに7週になると、1cmぐらいになり、頭と体が見えてくる。8週ぐらいから胎児が動いているのを見れば、妊娠、生命が宿っているということが実感できるようになります（図3）。

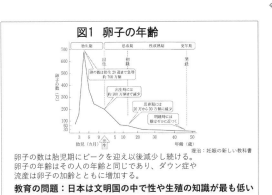

図1 卵子の年齢

卵子の数は胎児期にピークを迎え以後減少し続ける。
卵子の年齢はその人の年齢と同じであり、ダウン症や流産は卵子の加齢とともに増加する。

教育の問題：日本は文明国の中で性や生殖の知識が最も低い

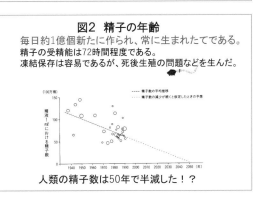

図2 精子の年齢
毎日約1億個新たに作られ、常に生まれたてである。
精子の受精能は72時間程度である。
凍結保存は容易であるが、死後生殖の問題などを生んだ。

人類の精子数は50年で半減した！？

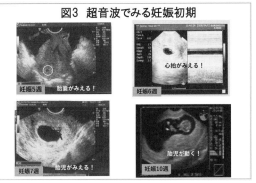

図3 超音波でみる妊娠初期

妊娠5週 胎嚢がみえる！
妊娠6週 心拍がみえる！
妊娠7週 胎児がみえる！
妊娠10週 胎児が動く！

人工授精は、排卵に合わせて子宮の中に濃縮した精子を注入する方

法です。そして、体外受精は、卵子を吸って精子と出会わせる。顕微授精は、1個の精子を選んで卵子の細胞質の中に注入するという技術です（図4）。

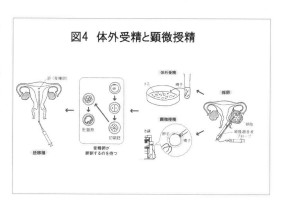

図4　体外受精と顕微授精

リプロダクティブヘルスと生殖医療

リプロダクティブヘルス、あるいはリプロダクティブライツですが、平たく言うと女性は子どもを、自分の産みたい時に産み、産みたくない時には生まない権利である

- リプロダクティブヘルス(リプロダクティブライツ)とは、女性は自分の産みたい時に産み、産みたくない時には産まない権利である。
- リプロダクティブヘルスは女性の社会進出の基盤であるが、その陰にリプロダクティブヘルスの危機が潜んでいる。教育の問題、社会の問題が存在する。
- リプロダクティブヘルスを守るのが生殖医療であり、その社会的役割である。

ということです（表1）。日本の場合、女性の社会進出に伴ってリプロダクティブヘルスに係る危機が顕在化してきていると思うのです。社会で活躍していると妊娠・出産をなかなかできない、あるいは先延ばしをする、そういった問題が存在しています。そこには教育の問題もあります。

　このリプロダクティブヘルスを守るのが生殖医療であり、社会的役割であると考えています。

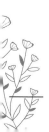

　日本の平均初婚年齢は年々上がっており、今は30歳を超えています。職業に就いている女性の割合の増加と、初婚年齢の上昇が比例している。国によっては、社会のサポートもあって、有職者の割合が増えても初婚年齢があまり変わらない国もあるのです。日本はそのあたりに1つ社会の問題があると思います。

　体外受精による出生実数の変化ですが、20年ほど前は100人に1人というレベルであったのですが、4〜5年前になると数十人に1人です。最近のデータですと、14人に1人が体外受精で生まれています（図5）。ちなみに、IVFが通常の体外受精、ICSIが顕微授精、FETは凍結で生まれたお子さんで、凍結が主流になっていることが分かります（図5）。

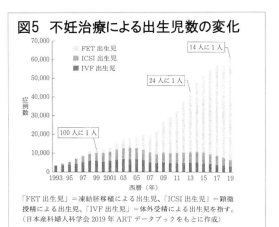

図5　不妊治療による出生児数の変化

「FET出生児」＝凍結胚移植による出生児、「ICSI出生児」＝顕微授精による出生児、「IVF出生児」＝体外受精による出生児を指す。
（日本産科婦人科学会2019年ARTデータブックをもとに作成）

　この体外受精が日本では非常に数多く行われていることは、よく知られています。ICMARTの統計では日本が最多数になっていますが（図6）、最近。中国がデータを公開するようになって、中国の方が件数では多

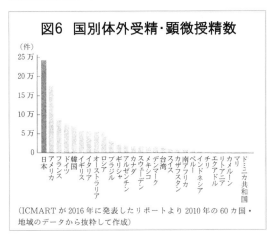

図6　国別体外受精・顕微授精数

（ICMARTが2016年に発表したリポートより2010年の60カ国・地域のデータから抜粋して作成）

いようです。

採卵１回あたりの妊娠する割合を国別で見ると、日本は最低レベルです（図7）。どういうことかと言うと、結婚年齢、そして妊娠しようとする年齢が高くなっているからで、年齢が高くなると成功率も下がってきます。妊娠率は35歳ぐらいから下がっていって、40歳を過ぎるとかなり成績が悪くなります。反面、流産率は35歳ぐらいから上がっていきます（図8）。

治療あたりの子どもを得る割合が低いのは、1つはこういった女性の社会進出のもとで不妊治療を受ける方の年齢が上がっているからであると言えます（図9）。

したがって、日本の生殖医療の壁と言うか、結婚・妊娠・出産の高齢化の背景には、教育

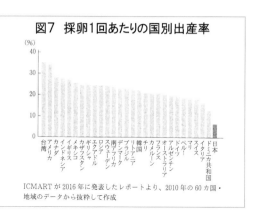

図7　採卵1回あたりの国別出産率

ICMART が2016年に発表したレポートより、2010年の60カ国・地域のデータから抜粋して作成

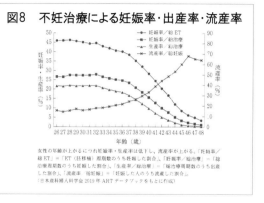

図8　不妊治療による妊娠率・出産率・流産率

女性の年齢が上がるにつれて妊娠率・生産率は低下し、流産率が上がる。「妊娠率／総ET」＝「ET（胚移植）周期数のうち妊娠した割合」、「妊娠率／総治療」＝「総治療周期数のうち妊娠した割合」、「生産率／総治療」＝「総治療周期数のうち出産した割合」、「流産率　総妊娠」＝「妊娠した人のうち流産した割合」
『日本産科婦人科学会2019年ARTデータブックをもとに作成』

図9　日本の生殖医療の壁

結婚、妊娠、出産の高齢化

卵子のエージング　　　　子宮内膜のエージング
↓　　　　　　　　　　↓
染色体異常の増加　　　　子宮内膜菲薄
↓　　　　　　　　　　↓
不妊・流産・染色体異常　着床障害

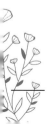

の問題そして社会体制の問題があるのです。

生殖医療と社会

生殖医療と社会との関係という観点から考えてみたいと思います。生殖医療をどこまで認めるかという問題があります。卵子凍結保存ということを聞いたことがあると思います。通常は体外で受精させて子宮に戻します。もう１つ、未受精卵を凍結する技術が、だいぶ昔から世界では行われています。これは2014年にニュースになったことですが、Facebookは活躍する女性社員に、卵子の凍結保存をサポートすると。２万ドルまで資金援助するという福利厚生策を打ち出しました（表2）。大きな企業では、企業イメージを高め、優秀な女性社員を集める手段として、卵子凍結のサポートは当たり前になっていると聞いています。日本では、2016年に健康な女性が凍結していた卵子を体外受精し、女児を出産したと報告されています。ただし、日本産婦人科学会は、健康な女性が若い時に卵子を凍結しておくということは推奨しない、と明言しています。

表2　卵子凍結保存

- **体外受精**を行い子宮に戻す目的で、未受精卵を凍結保存する技術
- 2014年、**Facebook**が女性社員による卵子の冷凍保存に対して最大2万ドルまで資金援助する福利厚生策を導入
- 2016年、日本国内で初とみられる健康女性が凍結保存していた卵子を体外受精し、女児を出産したケースが報告された
- 日本産科婦人科学会は社会的卵子凍結を推奨しないことを明言

　１つは小児の場合があります。もう１つ成人でもがんの場合があります。がんで卵巣機能が失われるなどの時に卵巣ないし卵子を凍結する（図10）。これは広く日本でも認められ、助成金が2021年４月から

正式に出るようになっています。しかし、社会的卵子の凍結については、先ほど申しましたように、日本産婦人科学会は会員にそれを実施することを認め

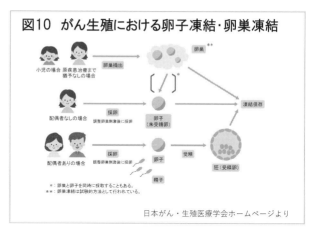

図10　がん生殖における卵子凍結・卵巣凍結

日本がん・生殖医療学会ホームページより

ていない。ただし、日本生殖医学会は、一定の基準に基づいて卵子凍結を社会的にも認めていこうとされています。日本の社会が、働く女性にとって、若い時に安心して結婚・妊娠・出産ができにくい状況にあります。したがって、卵子凍結も今後一定の範囲で認知される時代になっていくのではないかと思っています。

生殖医療と親子関係

様々な生殖医療によって、様々な母あるいは様々な父が存在することになってきています。昔は妊娠して分娩するのが母でした。卵子提供あるいは代理懐胎の場合に、法律上の母が誰になるのかという問題は規定されていませんでした。

　子を欲して契約する女性が母であるという考え方もあるわけです。そうなると、卵子を提供していただき、精子を提供していただき、受精した卵を第三者に妊娠していただき出産した子どもの母親は、契約者であるということもあり得るということです。ただ、日本にはそう

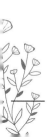

いった法律の規定がありませんでしたが、2020年にようやく一定の範囲で法律が定められました。

　生殖医療と親子関係をまとめると、父と母がいて、半分ずつ遺伝子をもらって子どもが生まれますが、体外受精、IVFでもこの枠組みは変わりません（図11）。AIDとは夫の精子がない場合に、

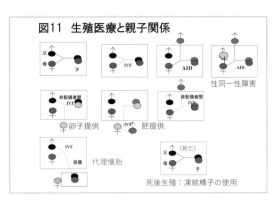

図11　生殖医療と親子関係

精子を第三者に提供してもらい人工授精で生まれることです。これは70年ぐらい前から慶応大学等の施設で、無精子症の方に行われてきて、一定の社会的な理解が得られていると思います。

　卵子提供というのは卵子がない女性に卵子を提供して、体外で受精させた受精卵により提供者が妊娠・出産することです。これは昨年の法改正で基本的に、産んだ方が母であると認められるようになりました。

　胚提供は、体外受精で得られた受精卵、余剰卵の提供を受けることです。その場合、父親とも母親とも遺伝子上のつながりはないことになります。

　非配偶者間の体外受精というのは、精子を提供してもらって体外受精することですAIDとの違いは、体外を使うかどうかです。

　代理懐胎とは、ご夫婦の受精卵を第三者が妊娠し、出産するということになります。

　死後生殖とは、実際的には凍結した精子を使って、人工授精、あるいは体外受精で妊娠をするというものです。遺伝上は亡くなった父親

の子であるわけですが、法律上は存在しない方なので、実子として認めることがなかなか難しいというのが現状です。

　性同一性障害の女性だとします。日本では性同一性障害の女性が男性であると確定すると結婚ができるわけです。結婚した場合に、人工授精を使って妊娠する。そうすると、元女性という性であっても男性になり、父親になることが社会的に認められています。

　読売新聞の記事によると、台湾では、日本人女性への卵子提供により110人の子どもが生まれています。日本では従来、認められていないので、タイやアメリカなどで年間数百人が卵子の提供による不妊治療を受けているのではないかと言われていましたが、台湾での実態が明らかになりました

　この卵子提供を必要とする女性は、卵巣が手術で取られてしまった方、抗がん剤で卵子が消失した方、卵子が先天的に欠損する方、また、ターナー症候群は2,000人とか3,000人に1人ぐらいですから、決して珍しくありません。

　代理懐胎ですが、これは子宮の疾患のために子宮を摘出した方、分娩時出血のために子宮を摘出した方、子宮の機能が低下した方、それから、Rokitansky-Kuster-Hauser症候群で先天的に子宮が欠損した方々ですが、皆さん卵子はあるわけです。

　代理懐胎に関する法的な考えは、高等裁判所で実子として認めてもいいという判決もありましたが、最高裁では親子関係は認められていません。昨年の法律改正でも結論が出ていないというのが現状です。

　Rokitansky-Kuster-Hause症候群につきましては、2014年、61歳の女性から35歳の女性に子宮を移植し、帝王切開で出産した例が報告されました。その後世界では相当数の報告があり、日本でも実施が検討されています。

　生殖医療の適用範囲については、なかなか結論が出ないところもあ

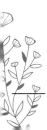

りますが、国民の理解に基づいた枠組みづくりが必要です。このことは、平成11年、20年以上前に私が申し上げていました。ようやく日本も動き出したというところかと思います（図12）。

図12　生殖医療の適用範囲

平成11年堤治著

卵子提供　（精子提供）
胚提供
代理懐胎
凍結胚・凍結精子・凍結卵子
死後生殖

9章生殖医療の問題点
1.生殖医療技術の適用範囲
ページ　177－182

生殖倫理・生命倫理に基づいた
高度生殖医療の枠組みづくりの必要性

生殖医療の新しい動き

難治性不妊という言葉があります。体外受精で3回あるいは4個の胚を移植したけど妊娠しない場合を難治性不妊と言います。その場合、受精卵に問題がある場合と、受け手である子宮内膜側に問題がある場合の大きく分けると2つが考えられます。子宮内膜に問題がある場合も、内膜が薄くてどうしても着床しない、あるいは子宮内膜炎や子宮内膜フローラがあります。

PGT-Aは、着床前の初期胚の胚盤胞の一部を取って染色体の数的異常を見るというものです。例えば40歳で10個の良好胚を得たとします（図13）。

図13　着床前診断PGT-Aの功罪

40歳で10個の良好胚を得た場合

1	2	3	4	5	6	7	8	9	10
異常（着床ー）		異常（着床流産）		染色体異常					正常

PGT-A　胚10を移植　妊娠　出産　染色体異常なし

PGT-A実施せず
1から移植　1－3に3X2 6か月　4－6に3X4 12か月
7－9に3X7 21か月　10に達するまで39か月

10個のうち1個だけが正常で、1、2、3の3個は異常で移植しても着床しない。4、5、6の3個は着床しても流産してしまう。7、8、9の3個は21番染色体異常のトリソミー、ダウン症であるとか、13番とか18番の染色体の異常がある。そして10の正常胚を移植する。PGT-Aの原理は、染色体異常による流産はないわけですから非常に有用と考える現場は多いと思います。PGT-Aを実施しないで、仮に1から移植をしていった場合に、何年か掛けてようやく正常な胚に到達するということになります。もちろん、倫理的な問題は十分に検討しなければいけないところではありますが…。

PRP療法

PRP療法。これはあまり知られていなかったのですが、ある方が治療を受けたことで有名になりました。それは皆さんよくご存じの大リーガー大谷翔平選手です。今年大リーグでMVPも取られました。彼は肘に不具合が生じたためPRP療法で注射をして、数日後に復帰したと言われています。ただ、最終的には肘の手術を受けました。患者さんに説明するとき、あの大谷選手がうけた治療だということで話がしやすくな

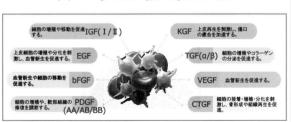

図14 多血小板血漿PRPとは

細胞の増殖や移動を促進する。 IGF(Ⅰ/Ⅱ)	KGF	上皮再生を刺激し、傷口の癒合を加速する。
上皮細胞の増殖や分化を刺激し、血管新生を促進する。 EGF	TGF(α/β)	細胞の増殖やコラーゲンの分泌を促進する。
血管新生や細胞の移動を促進する。 bFGF	VEGF	血管新生を促進する。
細胞の増殖、軟部組織の修復を調節する。 PDGF (AA/AB/BB)	CTGF	細胞の接着・増殖・分化を刺激し、骨形成や組織再生を促進。

PRPは血液を遠心分離して得られる自己血小板を濃縮した血漿のこと。PRPが活性化されると血小板が内包するα顆粒から高濃度の自己サイトカイン(PDGF、TGF-β、EGFなど)を放出させる。再生医療の一つとして、局部の創傷治癒や細胞組織活性化に応用される。

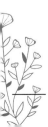

りました。日本でも PRP という再生医療が知られるきっかけを作っていただいて、大谷選手には大変感謝しているところです。

PRP というのは多血小板血漿です（図14）。血小板というのは止血に働いたり、創傷治癒、細胞組織活性化などの作用を持っています。この PRP 療法は再生医療の１つに位置付けられ、スポーツ医学とか整形、それから歯科のインプラントでも非常によく使われています。ただ、産婦人科領域では壁があって応用が進んでいませんでした。

壁というのは、再生医療に PRP 療法を行う場合は、細胞培養加工施設の資料を届け出が必要であり、また特定認定再生医療等委員会に申請して十分な審査を受ける必要があります。委員会をパスするには厳密な研究をし、その成果を評価していただくことが必要です。当院では、それをクリアしてやってまいりました。

採血して、遠心分離し、PRP を作成して、子宮の中に入れて子宮内膜を厚くしていく（図15）。PRP 投与による子宮内膜厚の変化ですが、正比例して厚くなっている方がほとんどです。ただし、厚くなっていかなくても

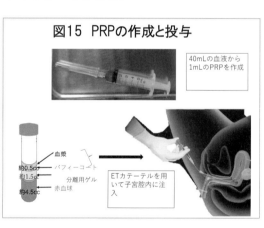

図15　PRPの作成と投与

40mLの血液から1mLのPRPを作成

血漿
バフィーコート
約0.5cc
約1.5cc
分離用ゲル
約4.5cc
赤血球

ETカテーテルを用いて子宮腔内に注入

妊娠されている方がいることが、この研究で分かってきました。つまり、子宮内膜が厚くなる一定の作用はあるのすが、厚くなるだけではなく、何か着床能に良い影響を与える作用があることが分かってきました。

この研究からもう１つ分かってきたことは、36 例の患者さんで調

べたのですが、既往手術として、子宮鏡下手術が13例、子宮内容除去術D&Cと言って内膜を削る処置をされた方が10例あり、手術の侵襲がリスクになるということです。

反復着床不全—治療から予防へ—、つまり

表3　PRP臨床研究36症例の手術既往

術式	例数
子宮鏡下手術（ポリープ、筋腫）	13
付属器手術（開腹・腹腔鏡を含む/卵巣・卵管手術含む）	10
子宮内容除去術 D&C	10
子宮筋腫摘出術（腹腔鏡・腹腔鏡補助下・開腹も含む）	10
子宮内膜掻爬術　total curettage	9
子宮鏡下癒着剥離術	7
子宮腺筋症摘出術	3
拡大子宮頸部摘出術	2
円錐切除術	2
子宮動脈塞栓術	2
その他	4

36例中30例（83.3%）に手術既往を認めた。手術による侵襲が子宮内膜菲薄化のリスク因子と考えられる。

内膜の薄い方は子宮に関連した手術を相当な割合で経験しています。ですから、その手術が悪影響を与えるのであれば、影響を与えないような手術をすべきであるということです。中絶薬の認可申請がなされて注目されています。WHOなどは流産手術には吸引法を推奨していますが、日本では未だにD&C（掻把）と言って内容をかき取るような手術が多くなされている方が実情です。

もう1つ、子宮鏡下ポリープ切除が少なくないのですが、従来このポリープの切除は電気メスなどのパワーソースを使っていたのですが、パワーソースを用いないトゥルークリア[R]というシステムが日本でも認可されて、使用できることになりました。これは電気メスを使いません。子宮鏡で中に入っていって、シェイブして簡単にきれいに取れる新しいシステムです。子宮ポリープをシェイバーでシェイブするとポリープが吸い込まれていきます。

図16　子宮鏡下手術の比較

- エネルギーデバイスを用いた切除方法
  先端の電極ループで腫瘍を焼き切る
  子宮内膜へダメージを与える可能性
  器具が大く頸管拡張が必要

- シェーバーを用いた切除方法
  回転するシェーバーを腫瘍に近づけて粉砕
  低量の麻酔で日帰り手術が可能
  細径で頸管拡張が必要ない

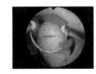
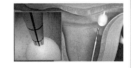

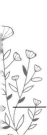

電気メスを使わないので内膜を傷めないというメリットがあります。細い器具なので痛みも少なく手術時間も少なくて済みます（図16）。

PRP療法に戻りますが、再生医療等の安全性の確保等に関する法律を遵守する必要はあるのですが、私どもが呼び掛けて、産婦人科PRP研究会を設立し、全国どこでも共同プロトコルで実施できるようにいたしました（表4）。

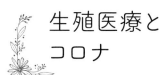

表4　国内におけるPRP療法実施施設		
都府県　施設名		
仙台	仙台ARTクリニック	
東京	山王病院　杉山産婦人科丸の内	杉山産婦人科新宿　京野アートクリニック
	ファティリティクリニック東京	浅田レディースクリニック
	みむろウィメンズクリニック	東邦大学大森病院医療センター
千葉	亀田IVFクリニック幕張	
神奈川	田園都市レディースクリニック	神奈川ARTクリニック
	小田原レディースクリニック	
静岡	いながきレディースクリニック	
愛知	浅田レディースクリニック	
岐阜	クリニックママ	
三重	西山産婦人科	
愛知	おち夢クリニック名古屋	
京都	足立病院	
大阪	HORACグランフロント大阪クリニック	
兵庫	英ウィメンズクリニック　徐クリニック	
愛媛	つばきウイメンズクリニック	
福岡	高木病院　IVF詠田クリニック	

産婦人科PRP研究会調べ

生殖医療とコロナ

生殖医療とコロナ。この1〜2年の動きについて説明をさせていただきます。

2019年の末から新型コロナウイルス、COVID-19の世界的パンデミックが起こり、日本でも大きな波を何回か経験しています。コロナ禍、2020年4月、日本生殖医学会が不妊治療を差し控えた方がいいという声明を出しました。これはメディアでも大きく取り上げられ社会的に大きな関心を呼びました。それに対して日本受精着床学会は、5月、11月に会員の施設及び会員向けの緊急アンケートを実施したところ、多くの施設で医療の提供や受診行動の抑制がみられました。

2020年11月に厚労科研が患者さんに対するアンケートを行いまし

た。そのアンケート結果について、少しご説明をしたいと思います。

　患者さんアンケートは山王病院それから福岡県の高木病院、京都府の田村秀子婦人科医院、この3施設でそれぞれ368、200、200、総数768の回答をいただきました。

　結果の一部ですが、不妊治療施設の外来患者数を見てみると、2020年の5月は、9割以上で患者さんが減っているという報告がされました。ただし、11月になるとだいぶ回復してきている。ですから、4月のいわゆる緊急事態宣言そして生殖医学会の声明の影響で、実数が相当減った施設が多かった（図17）。

　そこで、患者さん、あるいは医療者に不妊治療は不要不急かという共通の設問でお聞きしてみますと、2020年5月の時点では20％の方が不要不急と考えるべ
きだと答えています。
医療者の方も11％で
す。しかし、11月に
なりコロナに対する知
識や予防対策が普及し
てきて、不要不急と考
える人はほとんどいな
くなっていることが分
かっています（図18）。

　このことを踏まえて
治療の継続、あるいは
治療の中断をどのよう
に考えるべきか。これ
は、年齢によって卵子
の数が減ることを患者
さんも真摯に受け止

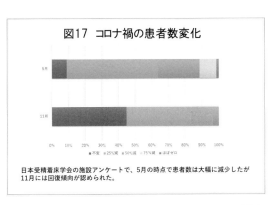

図17　コロナ禍の患者数変化

日本受精着床学会の施設アンケートで、5月の時点で患者数は大幅に減少したが11月には回復傾向が認められた。

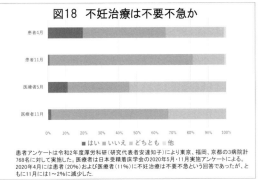

図18　不妊治療は不要不急か

患者アンケートは令和2年度厚労科研（研究代表者安達知子）により東京、福岡、京都の3病院計768名に対して実施した。医療者は日本受精着床学会の2020年5月・11月実施アンケートによる。2020年4月には患者（20％）および医療者（11％）に不妊治療は不要不急という回答であったが、ともに11月には1〜2％に減少した。

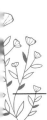

め、我々医療提供者も患者さん個別で考える必要があると思います。40歳の方が2年間治療を延期すれば、治療成績が半分以下に減るという現実がありますから、私の施設では継続する方が多かったと思います。これがその具体的なデータとしてですね、40歳以上の方は、治療を延期することによるデメリットを知って継続を望まれる方が多くいらっしゃいました。

　実際の採卵数と胚移植数をみると、私の施設では、採卵数は2019年と2020年に比べて減っていません。当院は、働いている患者さんが多い関係もあるかもしれません。ただし、胚移植の数は減っています。凍結技術は一旦凍結すれば半年・1年置いても着床率に差がないので、4月、5月は移植を控えられたようです。したがって、妊娠された方が少ない。国の統計をみても該当する時期に妊娠された方が明らかに減少し、この時期不妊以外の一般の方も妊娠を避けたことがわかります。

　妊娠の機会は時間との闘いということもありますので、十分な説明や対応をした上で、生殖医療を継続することが重要であると考えます。今回お話しした内容をより詳しく知りたい方には、下記参考文献をお読みいただけたら幸いです。

（参考文献）
妊娠の新しい教科書　堤治著　文春新書　2022

6、
不妊治療の現状と
保険適用

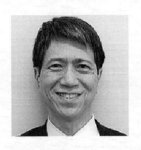

岡本 悦司
福知山公立大学

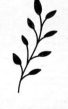

プロフィール

1957 年	大阪市生まれ
1983 年	近畿大学医学部卒・医師免許取得、
1985 年	大阪大学法学部卒
1986 年	横須賀米海軍病院臨床研修修了
1988 年	カルフォルニア大学ロサンゼルス校（UCLA）公衆衛生学修士（MPH）
1992 年	近畿大学医学部講師（公衆衛生学）
2001 年	旧国立公衆衛生院保健統計人口学部主任研究官
2002 年	国立保健医療科学院技術評価部研究動向分析室長
2003 年	同経営科学部経営管理室室長
2011 年	同医療・福祉サービス研究部上席主任研究官
2014 年	同統括研究官
2016 年	福知山公立大学地域経営学部医療福祉経営学科教授

不妊治療の現状と、今まで自由診療だった不妊治療が 2022 年 4 月から保険が適用されることになりましたので、それについて話させていただきたいと思います。

不妊治療の現状

少子化が進む一方で、子どもを持ちたくても持てないという夫婦が増えています。どの程度深刻なのか。これに関しては社会保障人口問題研究所が、出生動向基本調査を実施しています。この調査には 20 年前の 2002 年の調査から不妊治療についての調査項目が加えられました。

具体的には「あなた方ご夫婦は不妊について不安や悩みがありますか、また、不妊治療の経験はありますか」といった質問です。「心配なんかしたことはない」という夫婦も 58.2 ％いますが「子どもができないのではないか」と心配している

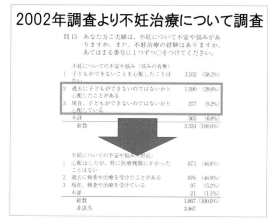

2002年調査より不妊治療について調査

問 15 あなた方ご夫婦は、不妊について不安や悩みがありますか。また、不妊治療の経験はありますか。あてはまる番号に 1 つずつ○をつけてください。

不妊についての不安や悩み（悩みの有無）

1 子どもができないことを心配したことはない	3,102	(58.2%)
2 過去に子どもができないのではないかと心配したことがある	1,590	(29.8%)
3 現在、子どもができないのではないかと心配している	277	(5.2%)
不詳	365	(6.8%)
総数	5,334	(100.0%)

不妊についての不安や悩み（対応）

1 心配はしたが、特に医療機関にかかったことはない	873	(46.8%)
2 過去に検査や治療を受けたことがある	876	(46.9%)
3 現在、検査や治療を受けている	97	(5.2%)
不詳	21	(1.1%)
総数	1,867	(100.0%)
非該当	3,467	

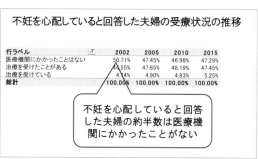

不妊を心配していると回答した夫婦の受療状況の推移

行ラベル	2002	2005	2010	2015
医療機関にかかったことはない	50.71%	47.45%	46.98%	47.29%
治療を受けたことがある	44.55%	47.65%	48.19%	47.45%
治療を受けている	4.74%	4.90%	4.83%	5.25%
総計	100.00%	100.00%	100.00%	100.00%

不妊を心配していると回答した夫婦の約半数は医療機関にかかったことがない

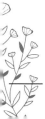

ご夫婦も 5.2 ％おられます。

　「子どもができないのではないか」と心配された夫婦がどう対応されたのかという質問もしています。「心配しただけで医療機関にかかったことはない」という夫婦が半分近くいますが、半分以上の夫婦は「過去に検査や治療を受けたことがある」ということです。現在、医療機関で検査や治療を受けているという夫婦が 20 組に 1 組はいる。今はもっと多いかもしれません。

　これほど不妊を心配されている夫婦が多い原因はというと、何と言っても一番大きい原因は、婚姻と出産の高齢化傾向にあります。女性不妊治療の年齢区分をみると、30 代の

不妊治療の高齢化
30代の割合が減少し、40代割合が増加

行ラ▼	15～19歳	20～24歳	25～29歳	30～34歳	35～39歳	40～44歳	45～49歳	総計
2002	0.12%	2.71%	13.33%	20.29%	21.38%	20.75%	21.42%	100.00%
2005	0.05%	2.23%	9.67%	20.33%	23.18%	22.79%	21.73%	100.00%
2010	0.03%	1.97%	7.76%	16.73%	26.01%	23.89%	23.61%	100.00%
2015	0.07%	1.41%	7.44%	15.37%	22.55%	29.00%	24.15%	100.00%

割合がどんどん減少して、40 代の割合がだんだん増えてきています。妊娠出産の高齢化が進んでいます。

　婚姻期間別の不妊への心配の割合は、結婚直後が最も高い。結婚して 25 年も経ってくると出産適齢期が過ぎますから、結婚したばかりの若いカップルで相当な数の夫婦が不妊を心配しているのです。

　子どもの数と不妊への心配も調査しており、当然ながら「子どもあり」という夫婦は心配がない。一方「子どもなし」という夫婦の不妊への心配は非常に強いものがありま

婚姻期間別不妊への心配割合(2015年調査)

行ラベル	00～04年	05～09年	10～14年	15～19年	20～24年	25年以上	総計
心配したことがある	22.01%	28.81%	29.80%	27.30%	19.37%	17.23%	25.68%
心配したことはない	55.28%	55.97%	58.80%	62.36%	64.68%	64.04%	59.46%
心配している	15.40%	9.93%	3.30%	0.29%	0.10%	0.00%	5.46%
不詳	7.31%	5.30%	8.11%	10.06%	15.84%	18.73%	9.39%
総計	100.00%	100.00%	100.00%	100.00%	100.00%	100.00%	100.00%

不妊への心配は結婚直後に最も高く，以後漸減する

す。子どもがない30代後半では50％の人が「不妊を心配している」と答えています。

　不妊治療のつらいところは、これだけやれば必ず子どもが授かるという目途があればいいのですが、1回で授かる人もいれば、何回やっても駄目で、結局諦める方も多いのです。中には1,000万円ぐらいかけても授かれず諦めたという夫婦もいるようです。

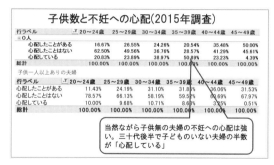

子供数と不妊への心配(2015年調査)

行ラベル	20～24歳	25～29歳	30～34歳	35～39歳	40～44歳	45～49歳
=0人						
心配したことがある	16.67%	26.55%	24.26%	20.54%	35.48%	50.00%
心配したことはない	62.50%	49.56%	36.76%	28.57%	41.29%	45.61%
心配している	20.83%	23.89%	38.97%	50.89%	23.23%	4.39%
総計	100.00%	100.00%	100.00%	100.00%	100.00%	100.00%

子供一人以上ありの夫婦

行ラベル	20～24歳	25～29歳	30～34歳	35～39歳	40～44歳	45～49歳
心配したことがある	11.43%	24.19%	31.10%	31.85%	36.06%	31.53%
心配したことはない	78.57%	66.13%	58.19%	59.52%	60.69%	67.97%
心配している	10.00%	9.68%	10.71%	8.63%	3.25%	0.51%
総計	100.00%	100.00%	100.00%	100.00%	100.00%	100.00%

当然ながら子供無の夫婦の不妊への心配は強い。三十代後半で子どものいない夫婦の半数が「心配している」

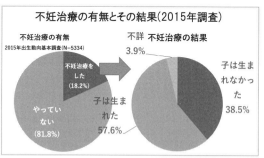

不妊治療の有無とその結果(2015年調査)

不妊治療の有無
2015年出生動向基本調査(N=5334)
不妊治療をした(18.2%)
やっていない(81.8%)

不詳 3.9%　不妊治療の結果
子は生まれた 57.6%
子は生まれなかった 38.5%

　5,334組のカップルを調査したものがあります。不妊治療をしたというカップルが18.2％、そのうち、めでたく子供が生まれたカップルが57.6％いました。一方で、治療を受けても子どもを授からなかったというカップルも38.5％います。

　少子化対策が国策としても非常に重要であるということで、2021年1月18日の菅前首相は施政方針演説で次のように言っています。

「年間で約5万7,000

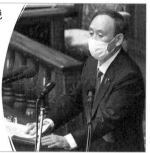

菅首相の施政方針演説
2021年1月18日

・年間で5万7000人のお子さんが、不妊治療により生まれています。子どもが欲しいと願い治療を続ける皆さんに寄り添い、不妊治療の保険適用を、来年4月からスタートし、男性も対象にします。それまでの間は、現行の助成制度の所得制限を撤廃するとともに、2回目以降の助成額を倍にし、予算成立後、1月1日にさかのぼって実施します。

・不妊治療と仕事の両立に、後ろめたい思いをさせてはなりません。不妊治療休暇を導入する中小企業を支援し、社会的機運を高めます。

・不育症に悩む方には検査費用最大5万円の助成、若年者へのがん治療に伴う不妊への支援拡充など、きめ細やかに、対応してまいります。

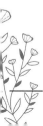

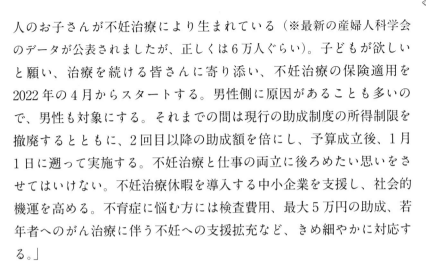

人のお子さんが不妊治療により生まれている（※最新の産婦人科学会のデータが公表されましたが、正しくは6万人ぐらい）。子どもが欲しいと願い、治療を続ける皆さんに寄り添い、不妊治療の保険適用を2022年の4月からスタートする。男性側に原因があることも多いので、男性も対象にする。それまでの間は現行の助成制度の所得制限を撤廃するとともに、2回目以降の助成額を倍にし、予算成立後、1月1日に遡って実施する。不妊治療と仕事の両立に後ろめたい思いをさせてはいけない。不妊治療休暇を導入する中小企業を支援し、社会的機運を高める。不育症に悩む方には検査費用、最大5万円の助成、若年者へのがん治療に伴う不妊への支援拡充など、きめ細やかに対応する。」

　政権は替わりましたが、この方針は撤回されたわけではありません。

　ここでちょっと少し思い出話をさせてください。

　私は現在福知山公立大学で教えていますが、前任は、厚生労働省の国立保健医療科学院にいました。不妊治療は自費診療ですが、特定不妊治療に対する助成制度があることはご存じだろうと思います。これは2004年度からスタートしています。当時、厚生労働科学研究として「少子化社会における妊娠・出産にかかわる政策提言に関する研究」が実施されまして、私は、不妊治療の需要推計のモデル化と効果的な公費助成への提言を書きました。当時はまだ保険適用なんて考えられていなかったので、公費助成をより効果的にするにはどうしたらいいか、要するに、治療が最大限の効果を上げたら、どの程度の出生数増加があるかをモデル化して推計しました。

　17年たった今振り返ると、当時の私の予測は、当たったものもあれば当たらなかったものもあります。当時私は「必要な事業費は247億円。また当時の生殖補助医療による出生児は生まれてくる子どもの

> 2021年度母子保健衛生対策費約240億円2019年出生数(86万5,239人)中ART出生数60,598人(約7%)

1.32 ％だが、予想通りになれば出生児の 4.1 ％が生殖補助医療で誕生するようになる」と予測をしました。また、助成対象への年齢制限や成功報酬の導入も提言しました。

　一番新しい 2021 年度の母子保健衛生の対策費の予算書を見ます

成功報酬制導入を
日本医事新報 https://www.jmedj.co.jp/journal/paper/detail.php?id=16020

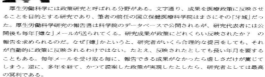

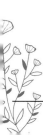

と、総額は約 240 億円でほぼ的中しました。もっともこれは不妊治療だけではなくて、いろいろなものを含んでいます。しかし、生殖補助医療で生まれてくる子どもの割合、は外れました。2019 年の出生数86 万 5,239 人ですが、このうち生殖補助医療による出生数は産婦人科学会の 2019 年の統計によると 6 万 598 人、約 7 ％と私の予測を上回りました。

　年齢制限を導入せよという提案は、助成対象は 43 歳未満という年齢制限が 2016 年から導入され実現しました。しかしながら、成功報酬については、医療の分野ではなじまないという意見が強くこれまで導入されてはいません。確かに医療においては、治療が成功か失敗かは、なかなか言えません。しかし、不妊治療は、結果が生まれたか生まれなかったかですから結果は明白です。残念ながら、日本の皆保険制度の保険診療においては、成功報酬制というのはなじまないと考えられているようで未実現です。

不妊治療の現状

現在の不妊治療の状況について、日本産科婦人科学会が 624 の登録施設からの詳細なデータを毎年公表しています。まず、妊娠

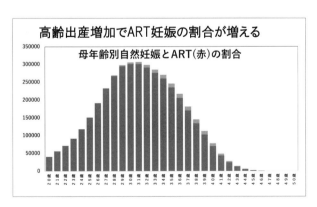

高齢出産増加でART妊娠の割合が増える

母年齢別自然妊娠とART(赤)の割合

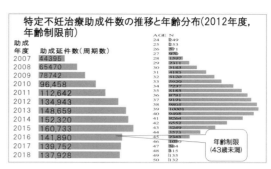

特定不妊治療助成件数の推移と年齢分布(2012年度, 年齢制限前)

助成年度	助成延件数(周期数)
2007	44395
2008	65470
2009	78742
2010	96,458
2011	112,642
2012	134,943
2013	148,659
2014	152,320
2015	160,733
2016	141,890
2017	139,752
2018	137,928

年齢制限(43歳未満)

に占める ART（Assisted Reproductive Technology）、生殖補助医療の割合です。当然ながら年齢階級別の妊娠数は年齢が高くなるに従って ART の割合が増えていきます。出産のピークは31〜32歳ぐらいですが、現在では40代での出産もまれではありません。

　2004年度から特定不妊治療、つまり保険でカバーされていない体外受精や顕微授精も公費で補助されるようになりました。助成件数は年齢制限が導入される前年の2015年が16万件でピークです。年齢分布ですが、2012年のデータですが当然ながら高齢出産の方が多く、いちばん受給件数が多いのは39歳でした。

　医学的に言っても、44〜45歳ぐらいを超えると自然妊娠はなかなか難しいと言われています。2016年からは43歳未満が助成の年齢制限とされました。最初は40歳未満にすべきだという意見もあったのですが、助成対象となっている者には40歳以上の割合も相当あり、43歳未満で落ち着きました。

　産婦人科学会の統計で ART の実施状況を見ると、出生数は現在6万人ぐらいで、累計数は40〜50万人ぐらいです。成功率、つまり採卵した数に対する

ART実施状況

ART実施状況(日本産婦人科学会)

	移植	合計登録数	採卵数(A)	出産数	出生児数(B)	登録数	妊娠数	流産数	成功率(B/A)
2007	105848	161992	112459	17641	19452	161164	29164	7111	17.3%
2008	121171	190364	126898	20351	21556	190364	32422	7959	17.0%
2009	135096	213793	136091	25601	26618	213793	37428	9376	19.6%
2010	146377	242161	153788	27682	28945	242161	41637	10573	18.8%
2011	158164	269659	169169	31188	32426	269659	45663	11763	19.2%
2012	186698	326426	202396	36504	37953	326426	53756	13933	18.8%
2013	209563	368764	221975	41224	42582	368764	60236	15705	19.2%
2014	225828	393745	231285	46008	47322	393745	66550	17862	20.5%
2016	241749	424151	244718	49573	51005	424151	71535	18953	20.8%
2017	251279	448220	245205	54997	56617	448210	79194	20431	23.1%
総計	1781773	3039275	1843984	350769	364476	3038437	517585	133666	19.8%

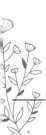

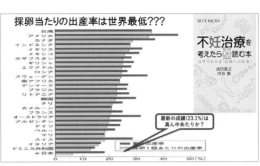

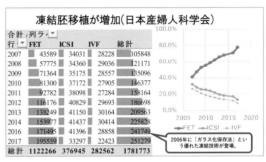

生まれた数の割合は2017年のデータでは23.1%で、成功率は出産年齢の高齢化にもかかわらず少しずつ良くなっています。

日本の不妊治療の成功率は国際的にみても低いと指摘する本もありますが、23.1%なら国際比較においてもそれほど悪くはないと思われます。

顕微授精、体外受精、FET（Frozen Embryo Transfer；凍結胚移植）の数ですが、明らかにFETがどんどん増えています。一番出産に適した周期の時に解凍した卵子を移植することによって成功率は高まるからです。特に2006年にガラス化保存法という優れた凍結技術が登場したことも影響しています。新鮮胚では21.4%の妊娠率であるのに対し、凍結杯を使うと妊娠率が34.4%にアップします。

しかし、いくら優れた技術を使っても、卵子の老化や女性の体の変化を変えることはできません。特に40代になると妊娠率は落ちて、

凍結胚の方が妊娠率も高い

	新鮮			凍結			総計
	移植数	妊娠数	妊娠率	移植数	妊娠数	妊娠率	妊娠率
2007	62259	15199	24.4%	43589	13965		32.0%
2008	63396	13854	21.9%	57775	18568		32.1%
2009	63732	14220	22.3%	71364	23208		32.5%
2010	65077	14255	21.9%	81300	27382		33.7%
2011	65382	13942	21.3%	92782	31721		34.2%
2012	70522	14666	20.8%	116176	39106		33.7%
2013	71314	14844	20.8%	138249	45392		32.8%
2014	71851	15092	21.0%	153977	51458		33.4%
2016	70254	14647	20.8%	171495	56888		33.2%
2017	55720	11939	21.4%	195559	67255		34.4%
総計	659507	142642	21.0%	1122266	374943		33.4%

45歳以上になると非常に厳しい。また、妊娠しても40歳を超えると流産率が急激に高くなります。不妊治療の技術がいくら良くなったからと言っても限界はあるのです。

　出生前診断で問題になっているダウン症や染色体異常の発生率も、妊婦の高齢化とともに高くなっています。

　生殖補助医療で生まれた子どものうち、何らかの先天異常を有している子どもに関しては、染色体異常ほどには年齢による影響は見られないようです。ただ、外国の文献を見てみると、ARTによって先天異常の発生率が高まるという報告もありますので、ARTを受ける人にはある程度の説明と同意を得る必要があるかもしれません。

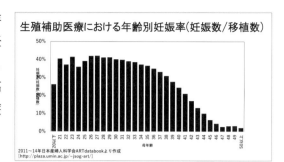

生殖補助医療における年齢別妊娠率（妊娠数／移植数）

2011〜14年日本産婦人科学会ARTdatabookより作成
[http://plaza.umin.ac.jp/~jsog-art/]

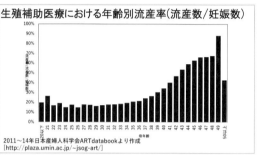

生殖補助医療における年齢別流産率（流産数／妊娠数）

2011〜14年日本産婦人科学会ARTdatabookより作成
[http://plaza.umin.ac.jp/~jsog-art/]

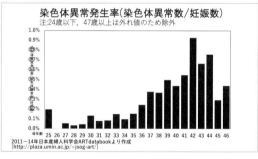

染色体異常発生率（染色体異常数／妊娠数）
注:24歳以下，47歳以上は外れ値のため除外

2011〜14年日本産婦人科学会ARTdatabookより作成
[http://plaza.umin.ac.jp/~jsog-art/]

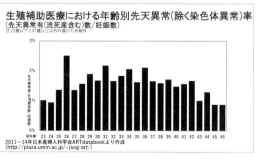

生殖補助医療における年齢別先天異常（除く染色体異常）率
（先天異常有（流死産含む）数／妊娠数）
注:22歳以下と47歳以上は外れ値のため除外

2011〜14年日本産婦人科学会ARTdatabookより作成
[http://plaza.umin.ac.jp/~jsog-art/]

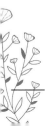

保険適用

次に、保険適用についてお話します。政府は毎年、国民医療費を公表します。最新のデータでは、2019 年は 43 兆円です。私は大学の授業で強調しているのですが、日本政府が発表している人口 1 人あたりの国民医療費を比較すると OECD 諸国に比べて低い方、少なくとも高い方ではないということで、当局者は日本の医療は効率的なのだと自慢していますが、眉につばを付けて見なければだめだよと学生に言っています。

なぜなら、日本政府が発表している医療費とアメリカ政府や他の国の政府が発表している医療費の範囲は一致していないからです。重要な点は、日本政府が発表している国民医療費は保険のきく医療費に限られています。保険の利かない美容整形、正常な妊娠、検診、人間ドック、それから歯のインプラントなど、あるいは個室の室料差額なども保険適用外ですから、政府が発表している 43 兆円には含まれて

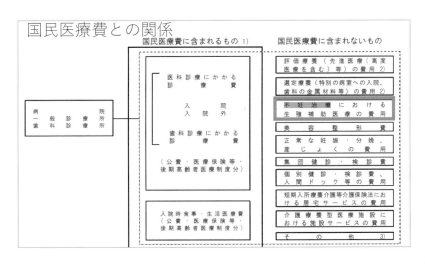

国民医療費との関係

いません。常識的に考えたら、これも病院に払っているお金なのだから医療費です。他の国々は含めているのです。

　医療経済機構が独自に推計していますが、政府が発表している43兆円にプラスアルファが最低でも1割ある、場合によっては2割ぐらいあると考えるべきだと言っています。はっきり言って、日本の1人あたりの医療費は、アメリカに比べれば低いけれど先進国では中間くらいです。

　重要な点は、不妊治療における生殖補助医療費は自由診療ですから43兆円の中に入っていないということです。2022年度以降は保険適用になりますから国民医療費に入ることになります。

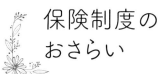

保険制度の
おさらい

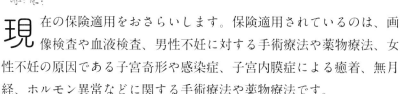

現在の保険適用をおさらいします。保険適用されているのは、画像検査や血液検査、男性不妊に対する手術療法や薬物療法、女性不妊の原因である子宮奇形や感染症、子宮内膜症による癒着、無月経、ホルモン異常などに関する手術療法や薬物療法です。

　保険が適用されていないのは人工授精、体外受精、顕微授精、男性に対する治療があります。ただし、体外受精、顕微授精、男性に対する治療は2004年から公費助成の対象になっている特定不妊治療です。この特定不妊治療を保険の対象にするということが議論されています。

　産婦人科の領域では、ご夫婦になられて1年以上経っても子どもができない場合は積極的に検査を受けたほうがいいとのことです。検査によって不妊の原因が男性側にあり、精管形成術で治るのであれば手術する。女性側にあるのであれば、排卵障害・卵管不妊・子宮内膜症

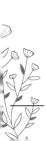

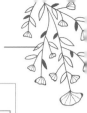

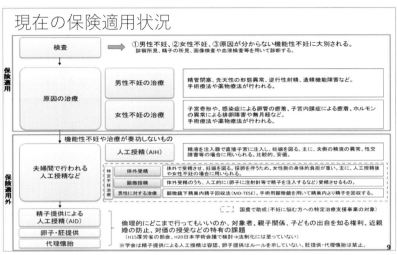

など、それぞれの症状に応じて治療を行うことになります。

不妊治療にはいろいろな治療法があるのですが、既に保険適用されている治療法もあります。保険が適用されない自由診療は、全国でどれだけ行われているかという国の統計はありません。しかし、保険適用されているものに関しては、レセプトで請求されますので、NDB（ナショナル・データ・ベース）や社会医療診療行為別

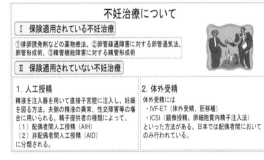

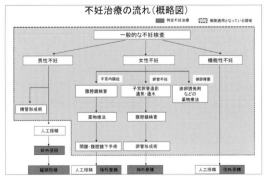

調査によって推計することができます。

　社会医療診療行為別統計これもNDBデータを使っているのですが、不妊治療に関連する保険が適用されている不妊治療の関連検査の全国の請求回数は、2018年の1か月間で、男性不妊かどうかを調べる精液の一般検査が2,321回、ヒューナー検査が954回、あとは染色体検査9,829回、黄体形成ホルモンの検査1,698回あります。1年に換算するとこの12倍あることになります。

　ヒューナー検査というのは、女性の子宮頸の粘液に夫の精子が入っていけるかどうかという適合度を調べる検査です。1か月間で10万回ぐらい請求されています。年齢別の実施回数を見ると、30代後半から40歳にかけて不妊で悩む人が多いと考えられます。

　染色体検査は、造血器腫瘍などにも行われることがあります。

　不妊治療で使われるホルモン剤や薬ですが、排卵誘発剤、クロミッ

社会医療診療行為別統計（2018年1か月）での不妊治療関連検査の請求回数

	入院	外来	計
0788(70点)精液一般検査	1	2320	2321
0785(20点)ヒューナー検査	2	952	954
0898(2631点)染色体検査（全ての費用を含む）	1181	8648	9829
1057(114点)黄体形成ホルモン（ＬＨ）	22	1666	1688

ヒューナー検査(D004-1)20点

【目的・方法】子宮頸粘液と夫の精子の適合度を検査する方法。
・性交後の頸管粘液の精子の運動性をみるが，現在それほど行なわれていない。
【適応疾患】不妊症の診断

診療行為名160058050ヒューナー検...

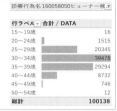

行ラベル -	合計 / DATA
15～19歳	16
20～24歳	1515
25～29歳	20345
30～34歳	39478
35～39歳	29294
40～44歳	8732
45～49歳	746
50～54歳	12
総計	100138

染色体検査(D006-5)2631点

【目的・方法】末梢リンパ球，骨髄細胞，皮膚繊維芽細胞，胎児組織，腫瘍細胞などが対象となる。細胞分裂中期の細胞を集め，固定後，染色して観察する。さらに，分染法や高精度分染法がある。染色体の数の異常や構造異常を調べ，診断に供する。

適応疾患
・常染色体異常・・・ダウン，エドワード，パトー，猫なき症候群
・性染色体異常・・・ターナー，クラインフェルター
・造血器腫瘍・・・白血病，悪性リンパ腫，骨髄異形成症候群

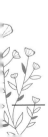

ド、ヒト絨毛性ゴナドトロピン（HCG）と、卵胞ホルモン、黄体ホルモンといったものが使われています。クロミット錠の年齢階級別処方量をみますと、やはり女性の出産適齢期を過ぎた30代から40代前半に処方されている量が多いことがわかります。

排卵誘発剤がどれだけ処方されているか、これも電子レセプトのデータが国に集まっていますので、ナショナル・データ・ベースのオープンデータから把握することができます。これも30代に集中しています。薬剤はクロミフェン・クロミッド・セロフェンがよく使われるようです。

不妊治療で用いられるホルモン剤・薬の種類

- 不妊治療で使用する薬は、いろいろの種類がありますが、妊娠率を上昇させるための薬です。
- 排卵誘発剤
- 排卵誘発剤を使用する目的は、排卵障害があるときに排卵をおこさせる場合と排卵があっても質のいい卵子を排卵させて妊娠率を高める場合があります。排卵誘発剤には、脳に働きかけるマイルドな効き目の飲み薬と卵巣に直接作用する注射があります。代表的な排卵誘発剤の飲み薬には、クロミッド（クロミフェン製剤）とセキソビット（シクロフェニル製剤）があります。
- アロマターゼ活性阻害薬（フェマーラ）は、閉経後の乳がん治療薬として開発されましたが、その作用（アロマターゼ活性阻害）には卵胞を成長させる効果があり、不妊治療に使用することができます。クロミッドとは異なり頚管粘液の分泌低下や子宮内膜が薄くなる副作用がなく、多嚢胞性卵巣症候群（PCOS）にも有効ですが、排卵誘発剤ではないので、保険適応はされていません。
- 排卵誘発剤の注射は、脳にある下垂体から分泌されている、FSH（卵胞刺激ホルモン）とLH（黄体形成ホルモン）を、注射薬として使用して、卵巣に直接作用させて卵胞の発育を促します。排卵誘発剤の注射には、FSH単独のFSH製剤とFSHとLHを含んでいるhMG製剤があります。排卵誘発剤の注射は、排卵障害がない方では、主に体外受精や顕微授精の卵巣刺激の時に使用します。
- hCG製剤
- 排卵前に、LH（黄体形成ホルモン）が急上昇することをLHサージと言いますが、LH（黄体形成ホルモン）に近い働きをするのが、hCG製剤です。卵胞が成長したところで、hCG製剤を使用して排卵を促します。hCG製剤が投与されると卵胞内の卵子は最終段階の成熟過程に入ります。投与40時間後に、排卵がおこりますが、体外受精や顕微授精では排卵直前に採卵をして卵子を採取します。
- 卵胞ホルモン剤
- 卵胞ホルモン（エストロゲン）の分泌が不足している際に用いられる卵胞ホルモン剤には、飲み薬、貼り薬、塗布薬などがあります。
- 黄体ホルモン剤
- 受精卵の着床や、妊娠の継続のために、黄体ホルモンの分泌が不十分なときに補充として使用します。黄体ホルモン剤には、飲み薬、注射剤、腟座薬などがあります。
- GnRH製剤
- GnRH製剤には、GnRHアゴニストとGnRHアンタゴニストがあります。GnRHアゴニストには、注射薬と点鼻薬がありますが、本来は子宮内膜症の治療に使用する薬です。
- 点鼻薬のGnRHアゴニストは数回の使用では、LHとFSHが急上昇するため、LHサージを引き起こす目的で使用できます。hCG製剤の代わりとして使用できますが、効き目が悪い時もあります。
- GnRHアゴニストは3日間以上長期間使用すると、LHサージを抑制します。体外受精や顕微授精で採卵の目的で育てた卵子が採卵前に排卵しないように排卵を止めることができます。
- GnRHアンタゴニストは、即効性でLHサージを抑制する注射薬です。
- 高プロラクチン血症治療薬
- 下垂体から分泌されているプロラクチン（乳汁分泌ホルモン）が大量に出ていると、不妊症の原因になります。プロラクチンを下げるために、カバサールなどの高プロラクチン血症治療薬を使用します。

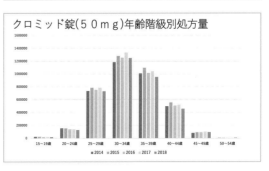

クロミッド錠（５０ｍｇ）年齢階級別処方量

排卵誘発剤処方状況(NDBオープンデータより)

行ラベル	2014	2015	2016	2017	2018	総計
612490044クロミフェンクエン酸塩錠 ５０mｇ		9662	8968	9842	7353	35825
25～29歳		2946	1952	2006	1245	8149
30～34歳		3884	4104	4224	3359	15571
35～39歳		2832	2912	3612	2749	12105
620005958クロミッド錠５０	3704858	4012617	3802504	3958022	3653120	19131121
15～19歳	26436	25456	22235	21323	20282	115732
20～24歳	157401	156622	141935	141188	129829	726975
25～29歳	736599	787186	754477	787157	733179	3798598
30～34歳	1187703	1284083	1256066	1336937	1251671	6316460
35～39歳	1008736	1099276	1017389	1040537	954132	5120070
40～44歳	498707	557946	509168	519736	459427	2544984
45～49歳	84036	95060	94854	104045	96272	474267
50～54歳	5240	6988	6380	7099	8328	34035
620006011セロフェン錠５０mg		619344	479773	53894		1153011
20～24歳		9985	8363			18348
25～29歳		95721	75108	9123		179952
30～34歳		213053	163966	19126		396145
35～39歳		192476	147198	16752		356426
40～44歳		94284	73298	7787		175369
45～49歳		13825	11840	1106		26771
総計	3704858	4641623	4291245	4021758	3660473	20319957

男性の不妊治療

　不妊と言えば、女性が悩むことが多いのですが、言うまでもなく男が原因のこともかなりあります。不妊症とは「生殖可能な年齢の異性のカップルが通常の性行為を継続しているにもかかわらず一定期間が過ぎても妊娠に至らない」ことと定義されます。男性側に原因があるものを男性不妊症といいます。通常の性行為が行われている

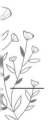

ことが前提ですから、性行為ができない、例えば勃起不全などは定義上、男性不妊症には含まれません。一定期間とは、女性は１年間と定義されていますが、男性は明確には決

男性不妊

生殖可能な年齢の異性のカップルが通常の**性行為**を継続しているにも関わらず、一定期間が過ぎても妊娠に至らないものを不妊症とし、その内、男性側に原因があるものを男性不妊症と言う。

通常の性行為が行われていることが前提のため、性行為自体が不能な**勃起不全**などは、厳密には男性不妊症には含まれない。

一定期間とは女性については1年間と定義されているが、男性不妊症については確たる基準がない。しかしながら多くのケースにおいて女性不妊の場合と同様に1年、もしくは2年が一応の閾値とされる

WHOによると、加齢を考慮に入れない不妊原因
　男性のみ24%
　女性のみ41%
　男女ともが24%
　不明が11%

妊娠適齢期においては、不妊原因の約40%に男性も関与している

められていません。やはり１年から２年が目安となります。

　WHOによると、加齢を考慮に入れない不妊原因としては、男性のみの原因が24％、女性のみの原因が41％、両方に原因が24％です。逆に言うと、半分近く約40％は男性にも原因があると考えられます。ですから出生数の回復を期待するには、男性に対する対策も重要です。当然、男性不妊に対する保険適用も進められます。

男性不妊の原因

男性不妊の原因としては、精子をつくれない造精機能障害があります。原因がはっきりしない特発性が63.2％と圧倒的に多く、原因がわからないだけに治療は難しい。次いで精索静脈瘤。これは精巣の周りの静脈にこぶができ

男性不妊の原因

・造精機能障害（精子形成障害）
　・特発性造精機能障害 63.2%
　・精索静脈瘤 25.1%
　・染色体異常 2.3%
　・（クラインフェルター症候群）（1.7%）
・精路通過障害
　・閉塞性無精子症（造精機能正常）4.9%
・副性器障害
　・前立腺炎 0.9%
・精機能障害 2.2%

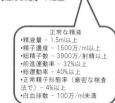

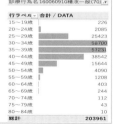

精液一般検査(D004-4)70点

・【目的・方法】精子数，運動率，奇形精子率，pHが検査される。検査の目的は男性不妊症の診断である。
・【適応疾患】不妊症

診療行為名 160060910精液一般(70)

正常な精液
・精液量 - 1.5ml以上
・精子濃度 - 1500万/ml以上
・総精子数 - 3900万/射精以上
・前進運動率 - 32%以上
・総運動率 - 40%以上
・正常精子形態率（厳密な検査法で）- 4%以上
・白血球数 - 100万/ml未満

行ラベル	合計 / DATA
15～19歳	226
20～24歳	2085
25～29歳	25423
30～34歳	58700
35～39歳	57231
40～44歳	38542
45～49歳	15644
50～54歳	4090
55～59歳	1208
60～64歳	403
65～69歳	244
70～74歳	112
75～79歳	43
80～84歳	10
総計	203961

造精障害(無精子症)

・**50% - 60%**は原因が不明な「特発性造精機能障害」と分類される。
　・造精機能が損なわれている場合、精祖細胞が全く見られない場合、精子の発育が途中で止まる場合、あるいは極端に量または質に問題がある場合が考えられる
・**精索静脈瘤**による精巣の温度上昇
　・ヒトの精子は熱に弱く、これが不妊の原因となる場合が見られ、精索静脈瘤だけで全体の25% - 30%以上を占める

乏精子症

・精子の濃度が著しく低いもの。$20×10^6$/ml（2000万匹/1ミリリットル）以下のものを言う。ただし体調や環境によりばらつきが非常に大きいため、診断には複数回の検査を要する。この場合、造精機能障害が疑われる。なお、精液自体の分量が少ない場合には性腺機能障害及び各種射精障害が疑われる。
・2000万 - 3000万/ml以下であれば人工授精
・300万以下であれば体外受精(IVF)
・100万以下であれば顕微授精(ICSI)対象となる

て、温度が上がり精子ができなくなる。これが25.1％。これは手術とか治療によって効果が期待できます。あとは精子が通過できない通過障害が4.9％。これも治療によって効果が期待できます。

　男性不妊が疑われたら、まずやらなければいけない検査は精液の一般検査です。これは既に保険適用されています。精子の数やその運動率、奇形精子率、pHなどが検査されます。男性は年配者でも父親になることができますので、50歳を過ぎても検査を受けている人は多く、60代という人もいらっしゃいます。

　1mlあたり精子3,900万匹以上が正常で、それが2,000万匹以下の場合は乏精子症です。無精子ではないけれども、やはり数が少ないと受精する能力は低くなります。治療の基準としては2,000万匹か～3,000万匹ぐらいあれば人工授精、300万匹以下であれば体外受精、100万匹以下の場合には顕微授精が選択されます。

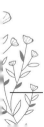

総じて男性不妊の治療費は高額になりがちだと言われています。33歳の男性と34歳の女性のご夫婦が、5年間で1,000万円近くの金を費やしたけれども駄目だったとか、そういう例は決して珍しくないようです。

男性不妊症の治療

・2017年5月、33歳の男性と34歳の女性が夫婦合わせて5年間に1000万円近くの治療費を費やしたが子供を授かっていないという事例が報告されており、総じて男性不妊症の治療費は高額になりがちである。
・日本生殖医学会によると、男性不妊症の専門医は2017年4月時点で全国に51人しかおらず、その多くが関東や近畿に集中しているため、地方在住の患者には通院費や滞在費といった出費がかかる
・乏精子症、精子無力症、閉塞性無精子症の場合、原因の多くが解剖学的なものであれば、手術により妊娠が期待できることも多い。またこの場合、多くは健康保険が適用されるため、2004年現在、例えば2泊3日の精索静脈瘤手術の3割負担で6 - 7万円程度である。
・精索静脈瘤手術の場合その切除、もしくは静脈瘤か内精静脈の結紮、あるいは大腿部の血管を経由したカテーテルによる塞栓術が行われる。
・停留精巣においては、両側性であればその正常位置への固定、片側性であれば固定もしくは除去を行う。

男性不妊の治療環境

男性不妊症は専門医が非常に少ない。2017年時点で、学会認定医は全国にたった51人しかいない。しかも関東や近畿に集中しているために、地方の患者さんは治療を受けたくても受けられないという状況があります。

保険を適用するということは、すべての国民が基本的に治療を受けられるように、国は最大限の努力をする義務があります。乏精子症・精子無力症・閉塞性無精子症の場合、原因の多くが解剖学的なものであれば手術をすれば妊娠の可能性があるのです。手術で駄目な場合でも、精巣内精子採取術（TESE、Testicu-

精巣内精子採取術(TESE)

・手術による根治的な治療が困難な場合においても、精巣内精子採取術 (tesicular sperm extraction,TESE) と顕微受精などによって、妊娠に関しては十分にそれを期待し得る、良好とも言える成績
・精子として発達する前の精子細胞においても、遺伝情報は精子と同じであるとの考えのもと、動物レベルでは成功が見られている

lar Sperm Extraction）が期待できます。

　男性不妊症の診断に必須の精液検査は保険が適用されており NDB で把握されています。年齢階級別の実施数と都道府県別の数値が公開されています。びっくりしたのですが、都道府県格差が非常に大きいです。岐阜県や福岡県が多いのに対し岩手県・島根県は低い。地域によっては相当数の男性不妊症が実は治療を受けられていない。少なくとも精液検査すら受けていないという可能性があります。精液検査自体は専門医でなくてもできると思うのですが、泌尿器科以外ではあまりやっていないのかもしれません。

　精液検査の保険診療の実施数においても大きな都道府県格差がありますが、正確な比較には年齢補正した数値（SMR）を用いる必要があります。SMR が低い県では、相当数の男性不妊症が検査も受けられていない可能性があります。そのような県では、男性不妊症に対する啓発に努めるとともに、検査体制の

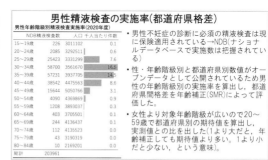

男性精液検査の実施率（都道府県格差）

男性年齢階級別精液検査実施率（2020年度）

	NDB精液検査数	人口 千人当たり件数	
15〜19歳	226	3011102	0.1
20〜24歳	2085	3292511	0.6
25〜29歳	25423	3331299	7.6
30〜34歳	58700	3561670	16.5
35〜39歳	57231	3937705	14.5
40〜44歳	38542	4475563	8.6
45〜49歳	15644	5050766	3.1
50〜54歳	4090	4369869	0.9
55〜59歳	1208	3893037	0.3
60〜64歳	403	3705501	0.1
65〜69歳	244	4136437	0.1
70〜74歳	112	4135523	0.0
75〜79歳	43	3190319	0.0
80〜84歳	10	2169201	0.0
総計	203961		

- 男性不妊症の診断に必須の精液検査は現に保険適用されている→NDB（ナショナルデータベースで実施数は把握されている）
- 性・年齢級別と都道府県別数値がオープンデータとして公開されているため男性の年齢階級別の実施率を算出し、都道府県間格差を年齢補正（SMR）によって評価した。
- 女性より対象年齢階級が広いので20〜59歳で都道府県別の期待値を算出し、実測値との比を出した（1より大だと、年齢補正しても期待値より多い。1より小だと少ない、という意味）。

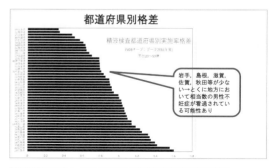

都道府県別格差

精液検査都道府県別実施率格差

（NDBオープンデータ2019.9末）
男性20〜59歳

岩手、島根、滋賀、佐賀、秋田等が少ない→とくに地方において相当数の男性不妊症が看過されている可能性あり

小括

- 男性不妊症については、精液検査の保険実施数に大きな都道府県格差があり、SMR が低い県では相当数の男性不妊症が看過されているおそれがある。
  - そうした県では、男性不妊症に関する啓発につとめ、検査体制の整備と不妊に悩む夫婦（とくに妻が若い年齢であるにもかかわらず妊娠しない場合は男性側に原因があること他）の受診勧奨が必要

整備と受診勧奨が必要
と考えます。

結論

- 30代女性1万人以上の25医療圏においてART施設の早急な整備が必要
- 施設当たり30代女性人口が2万人を超える医療圏においては、供給が需要にみあっていない可能性があり、施設追加が必要
  - 保険適用にあたっては都道府県はその医療計画の中に医療圏ごとのART施設の整備目標を明確にすべき
- 団塊ジュニア女性が出産期を過ぎつつあるためARTの受診者数は最近減少気味なるも、保険適用により「眠った需要」が掘り起こされるため、保険適用後は「保険あって施設なし」の問題が発生する恐れあり
- 男性不妊症については、精液検査の保険実施数に大きな都道府県格差があり、SMRが低い県では相当数の男性不妊症が看過されているおそれがある。
  - そうした県では、男性不妊症に関する啓発につとめ、検査体制の整備と不妊に悩む夫婦(とくに妻が若い年齢であるにもかかわらず妊娠しない場合は男性側に原因があること他)の受診勧奨が必要

実施医療機関の具備すべき施設・設備基準
(採卵・胚移植を行う医療機関)

(1) 必ず有すべき施設・設備 実施医療機関は、次の施設・設備を有するものとする。
○ 診察室・処置室 ・ 不妊の患者以外の患者と併用であってもさしつかえないこと。
○ 採卵室
- 採卵室の設計は、原則として手術室仕様(注1)であること。
- 清浄度は原則として手術レベル(注2)であること。
- 酸素吸入器、吸引器、生体監視モニター、救急蘇生セットを備えていること。
○ 培養室
- 清浄度は原則として手術レベルであること。
- 培養室においては、手術着、帽子、マスクを着用することとし、入室時は手洗いを行うこと。
- 職員不在時には施錠すること。
○ 凍結保存設備 ・ 設備を設置した室は、職員不在時には施錠すること。
(2) その他の望ましい施設
実施医療機関は、次の施設を有することが望ましい。
○ 採精室
○ カウンセリングルーム
○ 検査室(特に、精液検査、精子浮遊液の調整等、不妊治療に関する検査を行う設備を設置した室)

人員基準

○実施責任者(1名) 実施責任者は次の事項を全て満たすものとする。
  - (ア)公益社団法人日本産科婦人科学会認定産婦人科専門医(以下「産婦人科専門医」という。)である者
  - (イ)産婦人科専門医取得後、不妊症診療に2年以上従事した者
  - (ウ)公益社団法人日本産科婦人科学会の体外受精・胚移植に関する登録施設において1年以上勤務又は1年以上研修を受け、体外受精・胚移植の技術を習得した者
  - (エ)常勤である者
  - ・実施責任者の責務は次の通りとする。
  - (ア)不妊治療に関する医療安全管理マニュアル(指針)の策定
  - (イ)不妊治療を実施する施設・設備についての安全管理
  - (ウ)不妊治療にかかる記録・情報等の管理
○実施医師(1名以上、実施責任者と同一人でも可)
  - 年間採卵件数が100件以上の施設については、一般社団法人日本生殖医学会認定生殖医療専門医がいることが望ましい。
○看護師(1名以上)
  - 不妊治療に専任(注3)している者がいることが望ましい。
  - 年間治療件数が500周期以上の施設については、公益社団法人日本看護協会認定の不妊症看護認定看護師又は母性看護専門看護師がいることが望ましい。
○配偶子、受精卵及び胚の操作・取扱い、並びに培養室、採精室及び移植室などの施設・器具の準備・保守の業務を行う、生殖補助医療に精通した医師や技術者(一般社団法人日本卵子学会の「生殖補助医療胚培養士」や一般社団法人日本臨床エンブリオロジスト学会の「臨床エンブリオロジスト」等の認定を受けている者又は大学において胚培養に関する専門的な教育を受けた者。以下、「胚培養士・エンブリオロジスト」という。)(1名以上、実施責任者又は実施医師と同一人でも可)
  - 年間採卵件数が100件以上の施設については、実施責任者・実施医師と同一人でない ことが望ましい。

手術により精子の採取を行う医療機関

(1) 必ず有すべき施設・設備
○ 診療室・処置室
　・不妊の患者以外の患者と併用であってもさしつかえないこと。
○ 手術室（注１）
　・酸素吸入器、吸引器、生体監視モニター、救急蘇生セットを備えていること。
　・手術室内に培養室を設けてもさしつかえない。
○ 凍結保存設備
　・設備を設置した室には、職員不在時には施錠すること。
(2) その他の望ましい施設 実施医療機関は、次の施設を有することが望ましい。
○ 採精室
○ カウンセリングルーム
○ 検査室（特に、精液検査、精子浮遊液の調整等、不妊症に関する検査を行う設備を設置した室）
○ 培養室　・清浄度は原則として手術室レベル（注２）であること。
　・培養室においては、手術着、帽子、マスクを着用することとし、入室時は手洗いを行うこと。
　・職員不在時には施錠すること。

人員基準

(1) 配置が必要な人員 実施医療機関は、次の人員を配置するものとする。
○実施責任者（１名）
　・実施責任者は次の事項を全て満たすものとする。
　　ア一般社団法人日本泌尿器科学会認定泌尿器科専門医（以下「泌尿器科専門医」という。）である者
　　イ泌尿器科専門医取得後、不妊症診療に２年以上従事した者
　　ウ常勤である者
　・実施責任者の責務は次の通りとする。
　　ア不妊治療に関する医療安全管理マニュアル（指針）の策定
　　イ不妊治療を実施する施設・設備についての安全管理
　　ウ不妊治療にかかる記録・情報等の管理
○実施医師（１名以上、実施責任者と同一人でも可）
　・一般社団法人日本生殖医学会認定生殖医療専門医がいることが望ましい。
○看護師（１名以上）
　・不妊治療に専任（注３）している者がいることが望ましい。
(2) 配置が望ましい要員
○精子の操作・取扱い、並びに培養室、採精室などの施設・器具の準備・保守の業務を行う、生殖補助医療に精通した医師や技術者（一般社団法人日本卵子学会の「生殖補助医療胚培養士」や一般社団法人日本臨床エンブリオロジスト学会の「臨床エンブリオロジスト」等の認定を受けている者又は大学において胚培養に関する専門的な教育を受けた者。）（１名以上、実施医師又は実施医師と同一人でも可）
　・実施責任者・実施医師と同一人でないことが望ましい。
　・非常勤でもさしつかえない。
○患者（夫婦）が納得して不妊治療を受けることができるように、不妊治療の説明補助、不妊治療の選択の援助,不妊治療を受ける患者への継続的な看護とともに生殖医療チーム内の調整を行う者（いわゆるコーディネーター）
　・公益社団法人日本看護協会認定の不妊症看護認定看護師又は母性看護専門看護師がいることが望ましい。
○心理学・社会学等で深い造詣を有し、臨床における心理カウンセリング又は遺伝カウンセリング等の経験を持ち,患者（夫婦）を不妊に関しカウンセリングの側面から支援できる技術を持つ者（いわゆるカウンセラー）
　・患者（夫婦）の状態等に応じて、必要な心理カウンセリング及び遺伝カウンセリングが可能となるよう、配置した者の専門でない分野の経験を持つ者との連携体制を確保しておくことが望ましい。

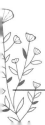

不妊治療施設の分布状況

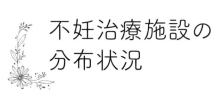

不妊治療を実施できる施設の分布を医療圏ごとに分析してみました。日本には344の医療圏があるのですが、産婦人科学会が認定した施設が全くない医療圏が170もあります。したがって、保険適用をするということは、単にお金を給付するだけではなくて、皆保険制の下で、全国の治療を必要としている人が必要な治療を受けるチャンスが与えられることが重要になります。国はそれを整備する義務と責任が出てくるということです。

最近ARTの受診者数が減少気味です。それは団塊ジュニア世代が出産期を過ぎつつあるためだとも考えられます。ただ保険適用されると、眠っていた需要が掘り起こされる可能性があります。つまり、また需要が急増する可能性があるということです。男性不妊症に関しても大きな都道府県格差がありますから、これも解消すべき重要な点です。

産婦人科学会が定める実施医療機関の設置基準や人員基準があります。日本生殖医学会が専門医を認定していますが、まだまだ少ないということがわかっています。

医療圏別の分析を見ていきたいと思います。保険適用がされた後は、全国どこでも受けられるような体制が確保できるかという問題提起です。私は、30代の女性人口1万人以上の医療圏には1施設は必要と考えます。

産婦人科学会の登録施設の数ですが、2004年には578施設だったのが2018年には621施設に増えていますが、この間のARTの件数の急増を考えますと、需要が増えているにもかかわらず、その増加に見合った施設の数は増えていないと考えられます。保険が適用される

と、今までお金が負担できなくて諦めていた人がどんどん受けるようになりますので、ARTの需要が急増する可能性が高いのです。しかもARTは1回だけではありません。頻繁な受診が必要です。二次医療圏というのは通勤圏に相当するとされていますので、二次医療圏内に少なくとも1つのART施設がないと保険適用されても受診できないということになりかねません。

344ある医療圏の中で、産婦人科学会が認定するART施設が1つでもあるのは約174医療圏、つまり半数しかない。残り半数の医療圏は、保険が適用されて受診したくてもできないことが考えられます。ARTの対象の多くは30代の女性ですから、どの医療圏において需要が高いかということを分析しました。30代女性の人口1万人が、ART1施設の経営が成り立つ条件になるのではないかと思われます。

ART施設が多い医療圏ですが、最も多いのは東京都区中央部で37施設あります。名古屋・札幌・大阪・東京西南部・横浜・神戸など大都市圏に集中している傾向があります。

344の医療圏のうち174医療圏で、施設あたりの30代女性人口の分布を見てみました。1施設あたりの30代女性人口が一番多いのは埼玉県南部の医療圏。施設が1つしかあ

ART施設の多い医療圏トップ11

1301東京都区中央部	37
2301愛知県名古屋	22
0104北海道札幌	22
2708大阪府大阪市	19
1303東京都区西南部	17
1304東京都区西部	12
1401神奈川県横浜北部	10
4001福岡県福岡・糸島	9
2801兵庫県神戸	9
1104埼玉県さいたま	9
1305東京都区西北部	9

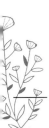

りませんが、30代女性人口は5万3,515人もいます。また95医療圏では、ART施設あたりの30代女性人口は1万人未満でも経営が成り立っています。ということは、1万人いればART施設の経営は成り立つと考えることができるのです。

一方、170の医療圏にはART施設が1つもない。そのない医療圏の30代女性の人口の上位を出しました。埼玉県県央、福岡県筑紫は2万8,000人、2万3,000人。ART施設が十分経営が成り立つという医療圏は25

ART施設が一つ以上ある174医療圏の施設当たり30代女性人口の分布

ART施設当たり30代女性人口の医療圏分布

人口区分	医療圏数
50000～55000	1
45000～50000	1
40000～45000	2
35000～40000	0
30000～35000	2
25000～30000	4
20000～25000	7
15000～20000	16
10000～15000	46
5000～10000	84
0～5000	11
医療圏数	174

ART施設当たり30代女性人口の多い医療圏トップ10

医療圏名称	ART施設数	30代女性人口	施設当たり30代女性人口
1101埼玉県南部	1	53515	53515.0
1405神奈川県川崎南部	1	49535	49535.0
1312東京都北多摩北部	1	42797	42797.0
2704大阪府中河内	1	42644	42644.0
1406神奈川県横浜東・三浦	1	33111	33111.0
1402神奈川県横浜西部	2	62164	31082.0
1306東京都区東北部	3	86488	28829.3
1307東京都区東部	4	106544	26654.5
1109埼玉県北部	1	26170	26170.0

> 174医療圏のうち95医療圏でART施設当たり30代女性が1万人未満→30代女性が1万人以上いる医療圏でならART施設の経営は成り立つ!?

ART施設皆無の170医療圏の30代女性人口別上位10医療圏

ART施設皆無の医療圏(30代女性人口上位10位)

医療圏名称	30代女性人口
1105埼玉県県央	28381
4004福岡県筑紫	23796
2605京都府山城北	21835
2103岐阜県中濃	19457
1206千葉県山武長生夷隅	18766
1308東京都西多摩	18418
2302愛知県海部	17101
4202長崎県佐世保県北	16314
0409宮城県石巻・登米・気仙沼	16168
0803茨城県常陸太田・ひた	15455

> ART施設皆無の170医療圏のうち30代女性人口1万人以上の医療圏は25医療圏→保険適用に合わせてART施設の整備が早急に求められる。都道府県はその医療計画の中に明記すべき

不妊治療の供給体制への考察

- 30代女性1万人以上の25医療圏においてART施設の早急な整備が必要
- 施設当たり30代女性人口が2万人を超える医療圏においては、供給が需要にみあっていない可能性があり、施設追加が必要
  - 保険適用にあたっては都道府県はその医療計画の中に医療圏ごとのART施設の整備目標を明確にすべき
- 団塊ジュニア女性が出産期を過ぎつつあるためARTの受診者数は最近減少気味なるも、保険適用により「眠った需要」が掘り起こされるため、保険適用後は「保険あって施設なし」の問題が発生する恐れあり

あることがわかりました。その25医療圏には早急にART施設の整備が必要です。十分に経営的にも成り立つ医療圏のある都道府県は、医療計画の中でART設置を取り上げる必要があるだろうと考えます。

不妊治療費の実態

保険診療が適用されると、点数表の中に価格を決める必要があります。では、体外受精（IVF）とか、現在の診療報酬の点数表にはない診療行為の値段をどう設定するのか。今まで自由診療だったものを保険適用化するには価格設定作業が必要になります。地域差や施設間の格差が大きい中で、全国均一の価格をどのように設定すべきか。

保険適用への課題

- 診療報酬点数表に記載された診療行為（たとえば精液検査）は既に価格が決まっている。
- 体外受精等、現行の診療報酬点数表にない診療行為の価格をどう設定するか？
- 自由診療の保険適用化というわが国医療政策史上前例のない決定
- 地域差、施設格差が現にあるなかで、全国均一の価格をどう設定するか？
- 混合診療を認めるか？（これまで高い価格を請求してきた医療機関には保険価格との差額徴収を認めるか!?）
- 外科系保険連合のような経費推計はあるか？

価格調査（622施設中の86施設[13.8%]で正確か？）

〈医療機関調査の概要〉

【期間】令和2年10月30日（金）～11月19日（木）（21日間）
【対象】日本産科婦人科学会に不妊治療実施機関として登録されている医療機関622施設
【回答数】307/622施設（回収率：49%）

〈調査結果〉

	治療ステージ	中央値	最小～最大値	現行の助成額
A	新鮮胚移植	37～51万	16～89万	15万（初回30万）
B	凍結胚移植	43～58万	21～98万	15万（初回30万）

（単位は全て円）

※数値の幅は、排卵誘発剤の使用の多寡、体外受精か顕微授精など、個々に選択する治療法の違いによる。

- 回答の得られた307施設のうち、価格の算出に必要な項目について有効回答の得られた86施設のデータを元に算出。
- 日本における体外受精等の約80%は凍結胚移植治療。

三菱総合研究所の調査ですが、622の産婦人科学会登録施設にアンケート調査をし、回答をした86施設の結果は、IVFの中央値は37万円〜51万円。一番高いところは100万円近く、安いところは16万円ぐらいのところもあります。この調査は622施設のうち86施設、すなわち有効回答率13.8％でした。

私は16年前に65施設でネット調査をしました。16年も経ちますから価格をそのまま比較できませんが、IVFの一番高いところで40万円ぐらいです。

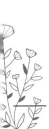

演者による2005年のインターネット調査（65施設）

インターネット上で入手した不妊治療価格表(万円)価格は全て初回価格	平均値(万円)	最低値(万円)	中央値(万円)	最高価(万円)	倉敷c 医療機関1	諏訪 医療機関2	セント美馬 医療機関3	愛生t 医療機関4	札幌t 医療機関5	セント名越 医療機関6	日吉t 医療機関7	松本 医療機関8	ソフィ 医療機関9	広島t 医療機関10	松波t 医療機関11	医療機関12	吉田 医療機関13	医療機関14
人工受精(AIH)	1.4	0.3	1.5	2.7		2.1	1.58	1.5	2	0.5		1.5	1.58	1.7	1.4		1	
特殊AIH(FF,swimup)	2.0	0.5	1.8	3.2			3.15										1.5	
体外受精(IVF顕微受精無)	26.3	13.5	26.3	40.0	26.3	30	26.3	26	28	15	21	23.3	26.3	27	26.3	40	30	29.4
排卵誘発(受診料・薬剤)	6.3	1.5	4.2	21.0	7.35						4.3							10.5
内訳 採卵(麻酔下)	9.8	3.0	10.0	21.0	7.35							3		10	10.5			10.5
媒精(精子処理含)	7.4	2.1	6.5	15.8								7						
培養(4日以内)	6.1	2.1	5.3	14.7	6.3									3	10.5			
胚移植	6.0	1.0	5.3	18.0	5.25							5.5			7	5.25		13.7
2段階胚移植追加料金	3.1	1.1	3.1	5.8														
顕微受精(ICSI)追加料金	5.9	3.0	5.3	10.5				5		3	5	5.25		8.4	5.25	10	5	5.25
胚盤胞(5日以上)培養	3.1	1.1	3.0	7.4				2		2					3.15			
胚(受精卵)凍結	4.9	1.2	5.0	10.5				5				4	10.5		5.25			5.25
受精卵保存(1年)	2.8	1.0	2.3	6.3														
凍結胚解凍(融解)+移植	5.3	1.0	5.0	10.5				2				5			5		10	10.5
精子凍結保存	1.7	0.3	2.0	5.0														2.1
透明帯開口法(assisted hat)	2.3	1.0	2.1	5.3	無料			1				3.15		3.15				2.1
薬 ナサニール	1.7	1.4	1.8	1.9		1.44	1.89										1.6	
プセレキュア	1.3	1.1	1.3	1.6														
スプレキュア	1.3	0.9	1.4	1.9				0.87				1.4						

当然ながら自由診療ですから、地域差もあります。ただ、三菱総研の調査によると、地域差は施設間格差に比べるとそれほど大きなものではなかったということです。したがって、全国均一の保険適用については、比較的支障は少ないのかもしれません。

体外受精（IVF）価格の地域差ですが、多いのは50〜60万円です。地方はちょっと安くて40〜50万円ですが。やはり結論としては、地域差よりも施設間格差の方が大きい。ということは、保険で値段を統制され差額徴収も混合診療も駄目だとなると、今まで高額の値

主な治療行為価格の地域差
所在地による格差は小さく全国均一の保険適用には支障ないか

	平均値		中央値	
	特別区＋政令市	その他の市町村	特別区＋政令市	その他の市町村
1.感染症スクリーニング検査	8,086	7,877	7,770	6,360
2.子宮卵管造影検査	13,888	12,430	14,095	11,180
3.経腟超音波検査	2,468	2,551	2,000	2,000
4.子宮鏡検査	12,099	8,835	10,000	8,900
5.抗精子抗体検査	7,234	7,135	7,000	7,000
6.AMH検査	6,784	6,993	6,655	6,500
7.精液検査	3,990	3,473	3,300	2,930
人工授精（手技）	18,897	17,483	17,805	16,000
人工授精（検査や投薬）	10,518	12,886	7,750	8,000
人工授精（合計）	29,388	31,133	26,400	24,500
体外受精	533,106	458,718	527,500	450,000

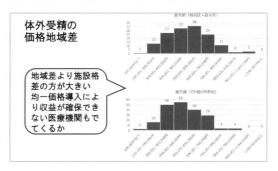

体外受精の価格地域差

地域差より施設格差の方が大きい 均一価格導入により収益が確保できない医療機関もでてくるか

段を請求してきた医療機関には、利益・収益を確保しにくくなる施設も出てくる可能性があります。

設置主体別の比較ですが、公的機関と民間医療機関で差があるのかというと、あまり差はありませんでした。

価格の設置主体別格差

	平均値		中央値	
	公的機関	個人・医療法人	公的機関	個人・医療法人
1.感染症スクリーニング検査	7,851	8,370	7,000	8,000
2.子宮卵管造影検査	13,468	11,428	12,500	10,000
3.経腟超音波検査	2,519	2,508	2,000	2,000
4.子宮鏡検査	10,613	11,135	9,890	10,000
5.抗精子抗体検査	7,081	7,534	7,000	7,000
6.AMH検査	6,870	6,969	6,600	6,815
7.精液検査	3,704	3,804	3,000	3,800
人工授精（手技）	18,108	18,248	16,500	16,100
人工授精（検査や投薬）	11,966	11,835	8,000	7,040
人工授精（合計）	30,810	28,426	26,800	23,125
体外受精	504,296	492,115	500,000	500,000

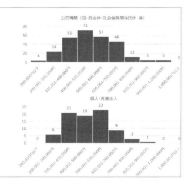

体外受精の設置者別価格差

小括

- 地域差や設置主体格差ではなく，施設格差が大きい
- しかも622施設中86施設しか有効回答していない
- 保険適用したらIVFの場合，相場(50万円)の80%くらいか？
- 実額経費を測定する必要があるかも

最後に最新のホットな情報をお伝えしておきます。残念ながら、現時点においてはIVFがいくらICSIがいくらという点数までは公表されてはいません。これは中央社会保険医療協議会の答申に応じて国が

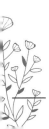

決めるわけですが、（2021年）12月17日の総会でいよいよ本格的な議論を始めたということです。日本生殖医学会は6月に指針をまとめて、それを元にして来年度の診療報酬改定に反映させたいという方向です。ただ、治療方法や使う薬などは、女性やパートナーの年齢制限も問題になってきます。体の状態によって多様であ

最新の状況

- **中央社会保険医療協議会**（厚生労働相の諮問機関、中医協）は17日の総会で、不妊治療の保険適用に向けて本格的な議論を始めた。
- 日本生殖医学会が6月にまとめた指針を基に年内にも結論を出し、2022年度の診療報酬改定に反映させる。
- 不妊治療の保険適用は**菅義偉**前首相が打ち出した少子化対策の一つで、政府は22年4月から始める方針だ。
- ただ治療方法や使う薬剤などは女性やパートナーの年齢、体の状態によって多様で、どの範囲まで保険適用を認めるかが焦点となっている。

日本生殖医学会ガイドライン（2021年11月）

- 2022年度から政府が検討している生殖補助医療の保険適用化が具体化する中、生殖補助医療の標準化を目的としたガイドラインの作成の必要性を感じ、生殖医療の必修知識とは別に、「生殖医療ガイドライン」を作成・発刊することといたしました。本ガイドラインは「国民・患者さんに最善の医療を提供することを第一として、生殖医療に携わるすべての方々にとって適切な指標となるような水準を目標として作成することで、本会としての責務を果たす」ものであると考えています。
  生殖補助医療は患者さんの状況に応じて、オーダーメイド自由診療で行われてきた歴史があります。他方、保険適用が導入される場合はその診療が標準化され、患者さん国民の皆様の十分なご理解を得る必要があり、長いこれまでの歴史を踏まえながら、本会の叡智を結集した内容となっています。

り、どの範囲まで保険適用を認めるかが焦点となっているようです。

　先ほど言いましたように、2021年6月に日本生殖医学会がガイドラインを出しました。政府が検討しているARTの保険適用の具体化する根拠として、このガイドラインを基に議論が進められるようです。

　今回は、現時点における2022年4月からの不妊治療の保険適用に関する知見をまとめました。

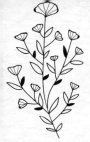

7、
米国のフェムテック産業について

～フェムテックの国際的動向及び 日本へのインパクトについて

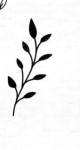

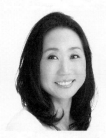

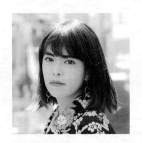

セントジョン 美樹
Deloitte.

木下 亜希子
Welltree inc.

プロフィール

プロフィール

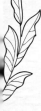

北米サンフランシスコを拠点に、日米のイノベーション・コンサルティングに従事
2010 年頃からフェムテックおよび、日米の働く女性エンパワーメントに関与

アメリカ
助産師として勤務し、2001 年より女性を支援し悩みに寄り添う。
2017 年より世界 8 カ国の妊娠出産を調査し現地で講演を行なう。
2021 年出産後 0 歳児を育てながら Welltree inc. を US の LA で創業し日本を発信。

木下　日本と米国のフェムテック動向について、対談形式にて話を進めます。ゲストは、デロイトトーマツ ベンチャーサポート北米事務所統括、セントジョン美樹さんです。

美樹　セントジョン美樹と申します。米国イノベーションの聖地といわれるカリフォルニア州のシリコンバレー・サンフランシスコからお届けしています。私は米国に 2016 年に来て、女性の働き方や健康、テクノロジーと女性、この 2 軸でスタートアップやベンチャー企業、そして大企業向けにもコンサルティングや助言をしています。

木下　私は、木下亜希子と申します。2021 年に子供が 0 歳の時に米国カリフォルニアにて welltree inc. を創業しました。私は助産師として 20 年間周産期医療にかかわりました。今は LA でバイオヘルスケア部門でのフェムテック関連 B to C ブランドの会社を運営しています。本日は米国に住む私とセントジョン美樹の 2 人で対談させていただきます。よろしくお願いします。

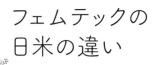

フェムテックの
日米の違い

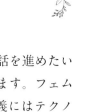

木下　まず、日本と米国のフェムテックの違いについて話を進めたいと思います。まず、フェムテックの意味を簡単に説明します。フェムテックとは Female と Technology からなる造語で、狭義にはテクノロジーをベースとした女性向けのサービス、ソリューションを言います。日本では、女性の体や健康をケアする製品やサービスを含むフェムケアを指しています。フェムテック市場は、米国のリサーチファームである Frost&Sullivan の調査では、2025 年には世界で 5.3 兆円規

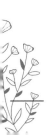

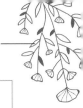

フェムテックとは

Femtech = Female + Technology
フェムテック＝ （女性） （テクノロジー）

現代のライフスタイルと価値観で再設計した
女性健康向けサービス、ソリューション、製品群のことを指す

アップデート！

- スマホ・デジタル前提のライフスタイル
- 女性がずっと働くというのが当たり前（共働き世帯）
- 男女格差是正、社会・企業や個人の多様性

さらに2020年
新型コロナDX
ニーズで加速

❑ コロナ禍で、デジタルヘルス分野全体が大きく市場拡大、VC投資も伸長。
❑ 男女格差是正ニーズも顕在化、強化された
新型コロナによる失業や健康・メンタル不調は女性へのインパクトのほうが
大きい。企業・雇用側もサスティナビリティの観点からも重要経営課題として
認識しはじめている

※Femtechというワードは2010年頃にドイツの月経管理アプリ「Clue」の代表IdaTinが作った造語

Femtechは女性のエンパワーメント

Knowledge is Power （知ることは力なり）
自分のからだを知る。

女性の体、健康を左右する、ホルモンデータや、腸内環境を気軽に知ることができる時代。

今の現在地を早くから知り、リスクを知り、選択肢を知る。

早く知っておけばよかった、をなくす。知ったうえで、選べばいい。迷ったらすぐ相談すればよい。

生理・出産・妊娠・更年期など、自分で早くから備えよう。

日本のメディアへのメッセージ

いち女性として私が20代で知りたかったこと、その答えがフェムテックにあります。タブー脱却で自分のからだデータをとることで、リスクを把握、人生のキャリアや家族計画の選択肢を増やせます。
女性が柔軟にずっと働ける社会には、フェムテックエコシステム（規制緩和・福利厚生・働き方改革・健康経営のセット）が必須です。
課題先進国、女性の長生き、少子高齢化の日本こそ、技術とイノベーションでこの分野で世界をリードするべきだと信じています。

模になると予想されています。

　SDGsにおける女性活躍のアジェンダや2017年に巻き起こった#Me Tooといった世界的ムーブメントは、変化する社会における女

性のニーズや立場を社会構造として十分に取り込まれないまま、女性の社会進出が進んだ結果のひずみのようなものかもしれません。

　女性の社会進出が進展する中で顕在化してきたのは、女性のライフステージごとの健康問題と社会システムのギャップです。

　PMSや月経・妊娠・出産、そして更年期に至るまで、女性の身体的症状は今も昔も変わらずあるのですが、働く男性にとって最適化されていた従来の社会システムの延長上で女性の社会進出が進んでいる中で、存在を増し必要とされてきたのがフェムテックなのです。

　美樹さんに質問です。米国と日本との間でフェムテックの違いはありますでしょうか。

美樹　女性に向けたメッセージとしては同じだと思っています。基本的にフェムテックはデジタルやデータ・科学・テクノロジーなどを活用して、女性が自分の体をよく知ることで人生の選択肢を知り、我慢せずにやりたいことができ、生きやすくするためのツール群として存在しています。ワーキングマザーといったものが特別ではなく、女性が普通に社会で働いて子育てをするライフスタイルが日本を含めグローバルで当たり前になっています。育児に仕事に家族ケアに非常に多忙な中、自分の生活・生理のサイクルに合わせて、即座に産婦人科の医師など専門家にアクセスできたり、毎日の自分のバイオデータをを医者や医療機関とシェアしながら科学的な「妊活」ができたりすることにより、自分の人生を前向きにかつ柔軟に設計する力を与えてくれるものとして理解しています。その意味では、日本でも、米国でも世界でもフェムテックの意義は同じです。

　ただ、欧米のほうが、文化背景的にも、女性自身が性生活や不妊治療、更年期などをよりオープンに語るという点では強い傾向があると思います。また、欧米のほうが女性の社会進出の割合が高かったり、ジェンダー格差に対する課題意識が高いという背景は少し日本の現在

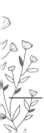

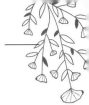

地とは異なる点といえます。

木下　まさにそうだと思います。

　日本では 2020 年がフェムテック元年と言われました。フェムテック議連が 2020 年 10 月に設立されて、その会長である野田聖子議員等が牽引されています。フェムテックという国民の半分がコミットする産業を育てていくことで、日本の経済の底力となることが期待されており、フェムテック関連の、政策側からの支援も進むと考えられています。

　日本でフェムテックが着目される理由に挙げられるのが、①テクノロジーが進歩していること、②女性の社会進出が進んでいること、③女性が働き手として求められていることが挙げられます。しかし、ジェンダーギャップ指数として 2019 年 12 月の世界経済フォーラムでは、153 か国中、日本は 121 位という低いこともあり、フェムテックがジェンダーギャップという国内課題を解決する期待が大きいのが、今の日本の状況です。

　では、米国はいつから、どのようにフェムテックの広がりを見せていったのでしょうか。

美樹　欧米では、2010 年ぐらいから台頭してきていました。2017 年頃には、ベンチャーキャピタルマーケットで市場性と独自のカテゴリーを確立するまでになっています。現在は、初潮を迎えるティーンエイジャーから更年期、その後のシニア期もを含めて、ライフステージ全般を網羅するソリューション群が全部出そろってきています。

　その概念的な進化の過程をみてみると、大きくフェーズは 4 つに分けられます。

　フェーズ 1 では、生理・月経周りにフォーカスしていて、私が 20 代だった頃は紙と鉛筆でカレンダーや手帳にマークを付けていたの

が、やっとデジタルになったといったところです。デジタルになると裏側でデータを取得、アルゴリズムを使って「学習、応用、予測」できるため、データビジネスとしての新しい市場やビジネスの入り口が整います。

　フェーズ2では、妊娠周り、不妊治療にフォーカスがあたります。米国では一般的に性と生殖に関する健康一般、という意味で「リプロダクティブヘルス」と括られる分野です。この分野には医療などに深く関与したテクノロジー群が出てきています。今でもこのリプロダクティブヘルス分野に関しては、ベンチャーキャピタル投資の半分以上が集中しています。

　フェーズ3では、ティーンエイジャーや更年期といったように、女性のライフステージの対象が拡大しています。コロナ禍でロックダウンになり、ティーンエイジャー、若者が家に閉じこもることが多くなっています。そこに、リテラシーがないがために妊娠してしまったということが社会問題になっています。ピルの学習や使い方、そもそも女性の体とはといったことを10代のうちから学びましょうということです。

　更年期については、今一番ホットな分野です。これまで、どこの市場でも、対処療法中心で、真剣に取り組むところが少なかったという背景もあるそうで色々な迷信があったりするこもあり、科学的なアプローチをしましょう、というところに焦点やビジネス機会探索という意味での注目が集まりっています。学びましょう。それに対するソリューションも様々出てきています。

　更年期という半ば「ブラックボックス」を通じて、女性はシニア期に入るわけです。フェムテックはその先にある未病や予防、アンチエイジングなど最先端医療と融合するソリューションとして、フェーズ4という進化の先があります。ここはフェムテックというよりも医療やバイオの世界と融合されるため、将来的な投資が集まりやすいと

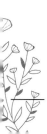

思っています。。ホルモンの有効活用、痛みのマネジメント、更年期とメンタルヘルスの関係、認知症あるいは更年期障害とホルモンとの関係など、どんどん医療やアカデミアによる研究が進んでいます。そうすると、女性側も、そういった情報を目にすることによりリテラシーが上がる、選択肢が増える、若い世代はそういったことから自分の将来のイメージを描けることで、さらに「備えあれば憂いなし」という状態までもっていけるわけです。

　今、欧米はフェーズ４まで来ているといえます。日本より 10 〜 15 年先に行っているイメージです。日本はまだフェーズ１にあると私は理解しています。欧米もたどった道なのですが、日本で今盛り上がっているのが生理用の吸水ショーツといったところです。女性の生理・月経に関するソリューションで、使っている商品・製品が、新しい素材になってきた、新しい考え方が出てきたというところになります。

木下　日本がフェーズ１で米国がフェーズ４ということで、格差が大きいなと感じました。

　世界的な資金を見ても、2021 年の地域別のフェムテック企業の分布を見ると、米国は全体の 49 ％、2 位の UK が 6.4 ％、日本を含むアジアは 13.9 ％とまだまだ成長段階です。

　また、2020 年にはフェムテックのスタートアップに投資された額は 376 ミリオンドル、日本円にして 3 億 8,000 万円（※セミナー開催時のレートによります）、その内半分以上は米国の投資によるものです。これからも米国はフェムテックをリードいていくのだろうと思います。

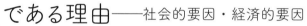

米国がフェムテック先進国である理由——社会的要因・経済的要因

美樹さん、米国がフェムテックの先進国である理由は何だと思いますか。そして日本との違いはどこにあるのでしょうか。

美樹 フェムテックが注目される、もしくはその市場の成長を駆動する要因は、大きく分けて2つあります。社会的な要因と経済的な要因です。

　社会的な要因として、Me Too 運動、フェミニズム運動、2008年あたりからゆっくりと広がっているアンチ・セクハラの運動があります。女性が声を挙げていった運動であり、これが根っこにあると思います。政治・経済分野でも女性リーダーが増えており、彼女たちがさまざまなところで、声を挙げ始めています。

フェムテック注目・成長を駆動する要因

社会的な要因		経済的な要因と狙い	
Metoo. 第4次 フェミニズム運動	・2008年〜アンチセクハラや男女給与差の平等を求める動き ・政治・経済ともに女性リーダー増加、声をあげる	**医療・製薬業界の Disruption**	・GAFAの進出、医療ヘルスケアのデジタル化、業界破壊 ・既存企業のディフェンス・オープンイノベーション（P&G、保険など） ・巨大なオンデマンドヘルス市場
投資機会 男女格差 是正	・投資家業界における男女格差 ・女性投資家への投資は2%のみ ・SV投資決定者82%は男性	**巨大新興 アジア アフリカ市場**	・世界人口急増（96億人） ・アジア・アフリカ新興市場のミドル層化の新市場狙い ・女性の間で感染症や慢性疾患増加、ヘルスケア教育・保険・医療・治療への需要増加
医療 男女格差 是正	・治験データ男女格差是正の動き ・女性疾病予算削減への反対運動		
SDGS	・環境問題、サステナビリティ、多様化などミレニアル世代意識 ・新興国の女性教育・ヘルスリテラシー向上支援	**シリコンバレー 企業 の取り組み**	・多様性経営・健康経営重視 ・女性リーダーやエンジニア採用 ・生産性向上 ・デジタル世代向福利厚生ニーズ
テクノロジー発展、常時コネクテッド・スマホが当たり前			

出所：デロイト作成

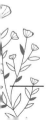

　投資家業界も男女格差がやはりあります。女性起業家への投資は2％から4％程度といった数字がありますが、とにかく少ないです。シリコンバレーにおける投資の最終決定者は8割以上が男性です。そういったデータがどんどん出てくると、やっぱりちょっとおかしいのではないかという声が出てきています。この状況に対する格差是正ムーブメントもかなり大きいです。医療の世界でも、治験データの男女格差に対する是正の動きとか、女性疾病の調査や研究予算がどんどん削減されることへの反対運動など。こういったものが欧米では強くミックスされて、大きな社会的なムーブメントになっています。

　ミレニアル世代、ジェネレーションZと言われる世代はスマホ・SNS世代で、そういった社会の動きに非常に敏感な世代です。前述の、「政治・経済リーダー・先輩女性」達が発信する「声」をポッドキャストなどを聞いている世代です。サステイナブルでかつ多様性を生かした社会にしようというそういった世代の大きなパワーが掛け合わさりフェムテックのムーヴメントを支えていこうという雰囲気がすごくあると思っています。

　それだけでは企業や実際のビジネスは動かないので、経済的な要因もすごく大きいです。特に医薬業界やリテール、保険などを含むヘルスケア業界です。ヘルスケア業界自体にも、GoogleやAmazon、GAFAと言われた巨大企業が、テクノロジーを味方に付けてどんどん進出してきており、地殻変動が起こりそうといわれています。。もともと、女性に限らず、ヘルスケア分野はデジタルでもっと便利に、もっと現代的にやるべきだろうといった、イノベーションに対するニーズがすごくあったと言えます。

　さらに、日本は人口が減っていますが、世界人口は96億人規模に急増しているという背景があります。特にアジアとアフリカの新興市場の急拡大の未来です。この新興市場の女性の生理のケア、リプロダクティブヘルスといった教育や妊活はこれから発展するホワイトス

ペースなので非常に大きな成長の機会があるという期待感で投資家が注目しています。

　AppleやNetflixといった現代的な成長企業であるテクノロジー企業群も、多様性経営・健康経営を非常に重視し始めています。女性のリーダーや女性のエンジニアを採用するといった活動が20年ぐらい行われているのですが、さらに加速しているという状況があります。こういった企業が新たなスタンダードを作っていくムーブメントもあり、先ほどのミレニアル世代・デジタル世代の文化や価値観と相まって、フェムテックを後ろから支える駆動力になっていると思います。

　Apple Watchなどウェアラブルデバイスが普及して価格も安くなってきていますので、常に接続して、常に何らかの身体データを取ることができるという背景も大きいと思います。

木下　確かに、デジタルにすべて直結してデータを集積しているのが今のトレンドだと、私自身も米国にいて強く感じているところです。

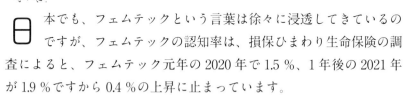

日米フェムテック事情

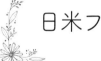本でも、フェムテックという言葉は徐々に浸透してきているのですが、フェムテックの認知率は、損保ひまわり生命保険の調査によると、フェムテック元年の2020年で1.5％、1年後の2021年が1.9％ですから0.4％の上昇に止まっています。

　一方、フェムテックを理解された方の内訳では、フェムテックに期待をすると答えた人は58.7％と高く、20代では73％、30代で66％と特に若い世代で高い期待を持たれています。私は啓蒙活動として、クラブハウス内でフェムテックやウェルネスについての配信を7か月以上行ってきましたが、最初はフェムテックのことを知らない方ばか

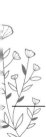

りでした。お話をしながら少しずつ興味を持っていただき認知度が上がり、リピーターが増えてきた感覚があります。

　米国でのフェムテックの認知度はいかがでしょうか。

美樹　米国でも認知度は、それほど高くないかもしれません。ただ、デジタルデータを使った自分の月経・生理や妊娠、不妊治療、妊娠プロセスや医療情報の管理、子供が生まれてからの育児管理については、生活の中に自然に浸透しています。

　米国では、新型コロナによるロックダウンで病院に行けなくなりました。もともと米国は日本に比べて病院に行くとすごくお金がかかるので、Zoom などを利用してクイックに医師と話をする、また在宅で自分で様々な検査ができることは非常にありがたいし、病院に行かなくてもできる検査や診断、治療のリアルなヘルスケア・ニーズがあります。コロナ禍により、非接触型の検査方法や遠隔診療などが広く一般に知らしめられました。今ではスタンダードになっており、保険企業が自社サービスとしてはじめたり、勤務先企業が従業員にそれらを推奨したりしています。

　家で尿検査をしたり血液を家で採取し検査機関に送るといった選択肢が出てきていて、それが一般化された形になってきています。周産期に関しても、病院に行かなくても医師とチャットができるなど、医師との距離が近くなるといったメリットはすごく聞いています。

木下　例えば、ピルの宅配や不妊治療も自宅でやりましょうといったキットの販売、そういったことも米国では勢いがあると思うのですが。

美樹　ピルの利用率はもともと欧米の方が高いということもあります。そこに、家にいても届くシステムが発達してきています。Amazon が処方薬を郵送で届けるサービスも始めています。ピルもその中の１つとして入っているという位置付けです。

木下　日本の最近の動向としては、徐々にサービスとかプロダクトが登場しています。例えば生理・月経の予測アプリや女性のヘルスケアサポートをするルナルナは、2020 年に 20 周年を迎えています。授乳服のモーハウスは 24 年を迎えています。日本にも老舗はあるのですが、新しい流れとしては、妊活のコンシェルジュサービスの fami-one、ホルモンの郵送検査キットの canvas、デリケートゾーンケアの製品を EC 販売する Mellia、不妊治療のデータを統計的に解析・検索できる cocoromi、更年期の症状のオンライン相談をサービスする TRULY、また、ランドリーボックスや婦人科ラボなど国内外のフェムテック製品を取り扱う fermata などが、フェムテックのプロダクト・サービスをどんどん輩出しています。米国に追い付け追い越せとやっている感じを受ける中で、日本独自の思想も出てきている印象ですね。

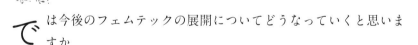

フェムテックの　最新トレンドと展開

で　は今後のフェムテックの展開についてどうなっていくと思いますか。

美樹　どちらかというとデータを使った医療との統合とか、あとはヘルスケア自体が「パーソナライズド・ヘルスケア」、一人ひとりに合わせた治療「オーダーメイド医療」、「プレシジョン・メディシン（精密医療）」などと言われるように、要はその人に合った、その人が必

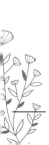

要とする治療やケア、もっと言うと将来的にはいつか DNA を先に治すところまで行きつくのかなといわれています。

　フェムテックも医療やヘルスケア・テクノロジーとしてとらえているので、まさにその流れをたどると思っています。例えば、マイクロバイオーム。おなかの中の菌を採取したり血液を在宅の検査キットで測り、それがアプリでラボとつながり、あなたに合う食べ物で健康に必要なもの、妊娠時に必要な栄養素はこれで、必要なサプリはこれですというように、パーソナライズされた食品やサプリメントなどが送られてくるようになると思います。今はまだ価格が高かったり、既存市販のサプリの方が安いので過渡期ではあるのですが、将来的には一定度合のパーソナライゼーションのソリューションが一般的になるのではないかと思います。

木下　今まさにおっしゃっていたように、当社はマイクロバイオームのパーソナライゼーションという形で話を進めており、やはり時代の流れに乗ったプロジェクトなのかなと感じています。

　また日本では、フェムテック関連製品の普及に向けて法規制の壁があります。日本では医療機器や医療品、医薬部外品を製造・販売するには、法律に基づいて品目ごとに厚生労働省や都道府県の承認を受ける必要があります。承認基準は厳格に定められていて逸脱は許されません。そして、承認された範囲に限り効果・効能を表示できることになっています。例えば、薬機法上の月経用の紙ナプキンは医薬部外品、タンポンは医療機器の規制を受けています。認可を受けることによって生理に使えるという効果・効能をうたえます。

　一方、最近月経日の新たな選択肢として人気を集めつつある吸収型サニタリーショーツ。ファーストリテイリングの GU、ユニクロからも販売されて大きな話題になりましたが、生理用パンツとして開発されているものの、薬機法上の対象外になっており雑品扱いになりま

す。月経や生理用という表記ができないのです。そもそも法律で定める月経用品の基準には、白色であり、匂いはほとんどなく、異物が含まれていない、一般に使い捨てであるという規定があるため、吸収型サニタリーショーツは最初から医薬部外品の申請ができないようになっています。そういったこと以外にも、やはり日本にはいろいろな法律の壁があります。

　その辺り、米国はどうなのでしょう。

美樹　細かい日本の法規制に関しては私も詳しくないのですが、日本に関していえば、フェムテックに限らず様々な法規制が昭和時代に作られて、それがアップデートされていないと思います。私は、いろいろな場所でフェムテックのお話をさせていただくときに、「フェムテックはすごく新しいものを発明しているのではなく、既存の女性の悩みを現代のライフスタイルや価値観でアップデートするためのソリューションでなのだ」と、必ず言っています。解決の方法はもともと知られていたのです。それがテクノロジーの進展により形を変えてできるようになったのですから、規制もアップデートする必要があると思っています。

　米国は合理的なところがあるので、細かく見れば規制はあると思うのですが、イノベーションが経済、ビジネスを動かすという大前提の理解がありますので、サイクルは早いのかなと思います。もちろん日本とは、医療制度とか保険の制度とかが全く違いますので一概には言えないと思うのですが。

　強調したいのは、女性は、一女性としてどこの国で生まれて、どこの文化で育とうとも、月経がある、妊娠をする、更年期などの不調が高い確率である、そういったヘルスケアニーズやソリューションの方向性はおおむね共通です。（厳密な意味では、LGBTQ等の性の論点はありますが、便宜上割愛して既存一般論として話しています）どこの国、

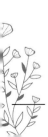

文化にあっても、女性が生きやすく健康で長く生きることができるように、政府、企業、社会側が注意を払うことが必要であり、それこそが真の意味での男女平等なのだろうと思います。

　生理に関しては、特に欧州では、ナプキンの販売収益に税金はかからないところもあります、学校にナプキンが無料で置いてあったりします。トイレットペーパーが普通に無料で置いてあることの延長で考えれば、特別なことではありません。そういったところを少しずつ変えていくとことが必要だと思います。フェムテックの先進国の中には、一部日本からみると、飛躍しすぎているようにみえるところもありますが、色々な国の対応を見て、日本も少しスピードをアップしながら変えていけるといいと思います。

木下　まさにそうですね。日本でもメディアに取り上げられることも増えてきており、フェムテックのイベントがすごく多くなっているという感覚があります。月経のお話もありましたが、ジェンダーギャップが大きいというのもありますし、月経が女性しかないというので軽視されているという状況もあります。その背景として女性の貧困があり、子どもの貧困も叫ばれています。月経のナプキンを無料で配布するという社会運動が少しずつ起きています。

　先行く米国を見ながら、日本も法律から大企業を筆頭に浸透していくよう努力していかないといけませんね。

フェムテックの未来

最後に、今後のフェムテックがどうなっていくと思われますか。

美樹　懸念しているのが、日本の、「フェムテックって吸水パンツでしょ」みたいな見方です。使い捨てじゃない吸水できる生理ショーツ、みたいな形で盛り上がっているのはいいのですが、単純にもともとあったナプキンがショーツに変わりました、はいそうですか、で終わってしまうのだとしたら全く足りないと思っています。やはり、我慢をしなくてもいい社会にするところでお手伝いができるのがテクノロジーでありアクセサビリティです。1つの商品カテゴリの追加で終わってしまわないように、医者や医療関係者の皆さんなどヘルスケアの方々をはじめ、投資家、企業、政府、自治体、様々なステークホルダーがきちんとその本質や理解を高めて、考えていくことが重要だと思います。

木下　まさにその通りだと思います。何が大事なのかというそもそもの本質を見失わずに、いろいろな肉付けがされていくことが今後の日本に必要なことです。その1歩として、月経ショーツ・吸収ショーツが出てきているというステップを踏んでいければいいのかなと思っています。本質がブレてきて、ものを売ることが優先になってしまうと本来の女性の問題が置いていかれますので、そこが一番懸念していることです。

美樹　そうですね。欧米では、政治、企業など、すべてのステークホルダーの中で女性リーダーの数が増えています。数が増えることは、声が増えることで、女性が自分事としてきっちり物事を進められたり、改善したりできるようになってきています。フェムテックに限らないのですが、いろいろなものが今のマイノリティの視点をきちんと入れてビジネスを作っていくことが、今の日本には必要だと思います。

木下　本日はありがとうございました。とても有意義な時間でした。

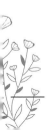

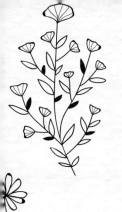

8、
フェムテック事業の
展開

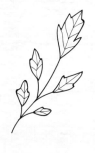

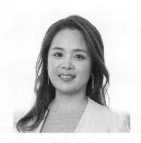

日根 麻綾
株式会社エムティーアイ

プロフィール

エムティーアイ入社後、新規事業立ち上げを経験したのち 2012 年にルナルナ
事業部の事業部長に着任。
「カラダと向き合い、あなたに寄り添う。」というブランドビジョンを掲げ、女性
が正しい知識と理解をもってライフデザインをするためのサービスづくりに尽力し
ている。

株式会社エムティーアイの日根です。弊社のルナルナのフェムテック事業の展開についてお話をさせていただきたいと思います。

　簡単に弊社の紹介をさせていただきます。株式会社エムティーアイは 1996 年設立で、モバイル端末向けのコンテンツ提供を事業のメインとして成長してきました。サービスとしては、「ルナルナ」の他にも「music.jp」といった音楽配信、気象情報など生活に根ざしたサービスを提供しています。こうしたサービスの提供を通じて、ご利用者の皆様の目線で使いやすいサービスを設計・開発をしてきました。このノウハウをこれからも生かして世の中を一歩先へ進めていくことを会社のビジョンとしています。

ルナルナの誕生

ル ナルナは女性向けの健康情報サービスです。国内では 1,700 万ダウンロード（2021 年 6 月時点）を超え、健康情報分野で大変多くの方にご利用いただいています。その歴史とどのようなことに力を入れているのかをお話をさせていただきます。

　ルナルナは 2020 年に 20 周年を迎え、今年は 21 年目になります。最初は 2000 年に「ルーナ」という、当時ガラケーと言われた携帯端末のコンテンツサービスとしてスタートしました。

　歴史を振り返りますと 4 つのフェーズに分けられます。

　2000 年にルーナがスタートして 2007 年に NTT ドコモ、au、

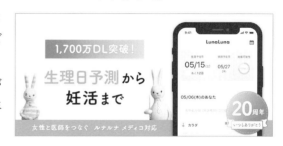

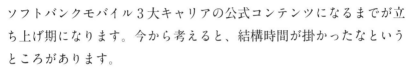

ソフトバンクモバイル３大キャリアの公式コンテンツになるまでが立ち上げ期になります。今から考えると、結構時間が掛かったなというところがあります。

　この立ち上げ期を経て、2008年頃から３キャリア公式サービスとして揃い、テレビCMを中心としたプロモーションを実施し、皆様の生理日管理コンテンツとしての認知を拡大して、ユーザー数が大きく成長していったのが拡大期です。これが第１フェーズです。

　2010年頃からスマートフォンの普及が急速に進みました。この流れを受けて、ルナルナはそれまでは月額の有料サイトだったのですが、無料アプリの提供を開始することで、ユーザーの数と規模が大きくなりました。このビジネスモデルの変換によって、ケータイの一情報コンテンツサービスから、女性の健康プラットフォームに大きく進化を遂げていったフェーズになります。これが第２フェーズです。

　この第２フェーズを経て、現在、第３フェーズとして2017年から女性の健康プラットフォームとして産婦人科クリニックをつなぐ医療連携に力を入れています。

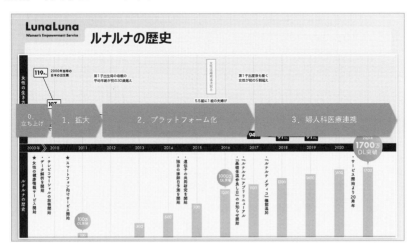

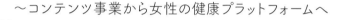

第2フェーズ
～コンテンツ事業から女性の健康プラットフォームへ

ビッグデータの活用

　2011年頃からアプリを無料化して、基本的な機能は無料でお使いいただけるようにすることでユーザー規模が格段に拡大しました。それまでは複数のルナルナブランド、ルナルナサービスそれぞれに個別のデータベースがあり、それぞれに予測アルゴリズムのプログラムが存在していました。それを数年かけて、データベースをクラウドに置き換え、すべて一元管理できるようにリニューアルを行いました。

　これによって実現できたこととして、ビッグデータの活用があります。2012年からビッグデータの解析を社内の解析チームでスタートしました。ルナルナで収集したビッグデータを活用することは非常に意義があると考えています。具体的には、データ規模が非常に大きいことがあげられます。数百万人という単位の月経に関するデータが収集できていますので、幾つかのクラスターにデータを分けた場合に、5％とか3％という発生頻度が低いクラスターでも十分解析できるボリュームを確保できることは、非常に大きなメリットとなっています。

　また、ルナルナをご利用される女性は年単位でお使いなりますので、"後ろ向きの研究"をするときでも数年間にわたり過去にさかのぼってデータを取り、解析することが可能であるといった点も1つ大きな特徴です。

　近年では、"前向きの研究"も行っているのですが、前向きの研究を行うときには、被験者の募集から介入して実施するところまで、アプリですべて完結できることも大きな特徴となっています。

　以下で、ビッグデータ活用の事例を2つご紹介します。

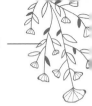

ビッグデータ活用事例

（活用事例1）

　ルナルナのサービスをアップデートしていくにあたり、ビッグデータを活用しルナルナの提供機能に還元していく取り組みがあります。ルナルナの今の仕組みとしては、日々ご利用者の皆様が、ご自身の月経日や体調の記録データをルナルナに預けていただいています。これは個人アカウントのデータとして弊社が管理して、そのデータを内部で持っているアルゴリズムに当てはめ、ご利用者ごとの月経周期の予測や排卵日の予測といった情報コンテンツとしてお戻ししています。

　このデータはすべて、個人情報とは紐付かない匿名データとして取っていますが、この匿名データを解析していくことにより新たな知見が生まれたり、新しいアルゴリズムの開発、既存のアルゴリズムのアップデートに役立てています。ご利用者の皆様は特に何の意識もなく、使い方や使うサービスを変えることなく、アップデートされた新たな知見の恩恵が受けられます。

　具体的な事例としては、月経周期を基にした排卵日予測、妊娠しやすい日の予測、また、基礎体温を入力しその後の体温の変化を予測することにより排卵日を予測する。こういったアルゴリズムを開発してきました。月経周期を基にした排卵日予測では長らくオギノ式が採用されてきたのですが、実際にビッグデータを解析してみると、月経周期が短い方、逆に長い方がいらっしゃいます。排卵日から月経までの日数が必ずしも14日ではなく、少し短いケース、長いケースがあることから分かってきました。ルナルナにより集積されたビッグデータを統計解析し、この女性はマイナスあるいはプラス何日になるということをアルゴリズムに反映しています。

　同様に実際に妊娠に至った女性のデータも登録されていますので、妊娠に至った女性の性交のタイミング・月経周期のデータを解析することにより、月経周期によっていつ性交のタイミングを取れば最も妊

娠確率が高いかも分かってきました。このようなアルゴリズムもルナルナのサービスに反映されています。

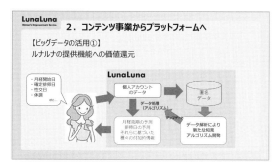

ビッグデータの解析により分かったことは、論文にして公開しています。アプリで月経予測をするなどのアルゴリズムはブラックボックスで外からはロジックが見えませんし、それが科学的、医学的に正しいのかは見

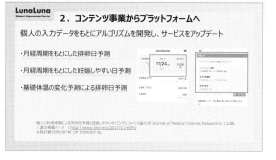

えにくいので、科学的かつ医学的な監修を入れた上で論文にして検証いただける形にしています。

（活用事例 2）

2つ目の活用事例としては、広くデータの価値を還元していく取り組みとして、大学や研究機関との共同研究に参画をさせていただいています。具体的には、東京医科歯科大学・国立成育研究センター、AMED の研究事業などで共同研究をさせていただき発表もしています。31 万人、600 万月経周期のデータを用

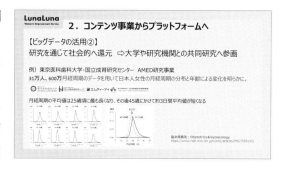

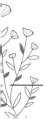

いて、日本人女性の月経周期の分布及びその加齢による変化というのを明らかにしたものです。

ターゲットの拡大とセグメント別のニーズの明確化

　ルナルナのターゲットは、月経のあるすべての女性であり、初潮から閉経までカバーをしています。ただ、女性によってタイミングやライフステージの変化によって、ニーズも健康のあり方も大きく変わってきます。そこで、ライフステージやニーズに合わせたサービスの研究を細やかに進めてきました。

　ルナルナの中には一般ステージ、ピルモード、妊娠希望ステージというユーザーが設定できるステージがあり、情報の出し分けを行っています。以前は月経の管理が主軸でしたので、ピルを飲んでいる女性はルナルナのサービスの利用対象にならなかったのですが、2019年からはピルモードの提供を開始し、ピルを飲んでいる女性の服薬を支援しています。また、妊娠希望の女性には、妊娠希望ステージだけではなく、基礎体温を測っている女性向けの「ルナルナ 体温ノート」という別のアプリも提供しています。

　このプラットフォーム化というフェーズでは、妊娠希望の女性向けのサービスもかなり充実させてきたこともあり、今では年間で30万人ぐらいの女性がルナルナのサービスを使って妊娠の報告をいただいています。また、ナルナを使って妊娠をされた後も、しっかりフォロー・サポートをしていくために「ルナルナ ベビー」というマタニティ、それから育児をサポートするアプ

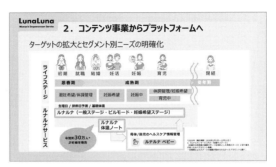

リも提供し、ライフス
テージが変わっても切
れ目なく使えるような
サービスを提供してい
ます。

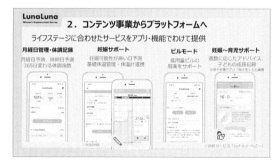

　ルナルナ ベビーに
関しては、弊社の子会
社である母子モ株式会
社が提供する「母子モ」という母子手帳と併用して使うアプリケー
ションと連携しています。母子モは、自治体が行政サービスとして提
供するアプリケーションです。2021年11月1日現在で47都道府県、
420以上の自治体に導入していただいています。主な提供機能として
は、出産や妊娠、育児に関する情報の配信、また複雑なワクチンのス
ケジュールを簡単に管理できる機能、自治体から情報の配信が行える
機能、オプションとして子育て関連のオンライン化支援なども搭載し
ています。

ルナルナ第3フェーズ
〜婦人科医療との連携

ルナルナ メディコ

　2017年頃から現在に至るルナルナの第3フェーズ。こちらは婦人
科医療との連携をすることによって、婦人科へのアクセスを良くして
いくことを目指しています。

　2017年にリリースした「ルナルナ メディコ」は、女性と産婦人科
医をつなぐことをコンセプトにしたツールです。以前は、利用者の皆
様がこれまでルナルナに預けてくださっていた月経日や日々の体調や

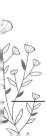

基礎体温などのデータを紙に書き写したり、スマートフォンの小さな画面を先生に見せることで診察に使っていただいていました。このルナルナ メディコはそのような負担がなく、医師の診察室のパソコンやタブレットからクラウド上にある同じデータを参照しに行くサービスです。

　利用者はルナルナ メディコ導入クリニックを受診すると決めた場合、そのクリニックに対してデータを開示する許諾を行っていただきます。そうすると、データを閲覧するためのアクセスキーが発行されます。診察の際に医師にそのアクセスキーを伝え医師がそのキーを入力すると、患者様のデータを見ることができるという仕組みになっています。

　一般の方が使うルナルナの画面は、かわいらしい画面なのですが、医師側の画面は、これまで紙の表で見ていたようなシンプルなデザインを採用しています。基礎体温の変化や日々の体調の変化、性交を持った日なども月経周期の中で見ることができます。スクロールすることで過去分も見ることができます。また、オプション契約をしている医療機関では不妊治療での投薬の指示、受診も、医師がルナルナ メディコに簡単に入力することができます。

　現在の契約件数ですが、2021年の4月時点で1,000軒を突破して、全国すべての都道府県で必ず1件は導入されている状況です。ルナルナ メディコを通じて安心して婦人科を選んで受診していただける、そんなきっかけになればいいと思っています。

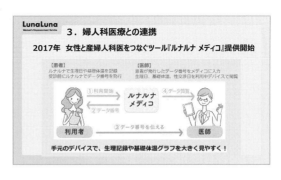

155

ルナルナ オンライン診療

　婦人科向けの「ルナルナオ ンライン診療」というサービスを弊社の子会社のカラダメディカ社で提供しています。これまでは医療機関・クリニック向けに提供していたのですが、企業の福利厚生として、企業の福利厚生としてオンライン診療を活用したサービス「ルナルナ オフィス」の提供を開始しています。例えば、月経の随伴症状に困っている女性社員が仕事で忙しい中でも、オンライン診療でピルの処方を受けることができ、そのかかった費用は会社が負担するといったサービスです。会社としても女性従業員がより生き生きと働く環境を提供することにつながります。また、女性社員もこれまでは月経随伴症状が仕事のパフォーマンスを下げハンディキャップになっていたと思うのですが、それが自己負担なく会社に支援してもらえ、ハンディキャップを埋めることができるといったメリットがあります。現在いくつかの会社で実証させていており、大手法人を中心に導入を開始しています。

　このサービスを通して、これまで婦人科のかかりつけがない、どこの婦人科に行ったらいいか分からない、受診しにくいと思っていた若い女性も、もっと簡単に婦人科医療の恩恵にあやかれるのではないかと思っています。

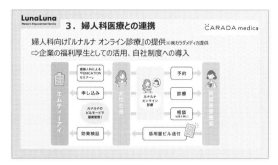

クラウド型電子カルテ〜 CLIPLA Luna（クリプラ ルナ）

　子会社の提供になりますが、クラウド型の電子カルテとして産婦人科のクリニック版「CLIPLA Luna」というサービスを提供しています。こちらもルナルナ メディコと連携していますので、CLIPLA

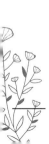

Luna を導入いただいているクリニックで、ルナルナ メディコのアクセスキーを入力すると患者様のルナルナのデータを参照することができるようになっています。

Shift P

　Shift P というプロジェクトですが、エムティーアイと医薬品等を取り扱う大手卸であるメディパルホールディングスとの共同事業としてスタートしたものです。Shift P という名前の由来ですが、女性には生理痛や月経前症候群、PMDD といった P から始まる様々な課題があり、こういった P には古い概念もたくさんある中で、この概念を良い方向にシフトさせ、結果として女性が生きやすい社会を作っていこうというプロジェクトです。

　両社の保有するデジタルサービスやデータ、人的リソースを活用することにより、婦人科・クリニックと患者様の双方に働きかけを行うことで、ピルの服薬を促進し女性がもっと生きやすい仕組みを提供したいと考えています。

　ルナルナには、ピルモードで入力されたデータ、あるいはルナルナメディコで入力されたデータが集まってきますので、このデータを解析しながら患者様のピルの服薬継続には何がハードルになっているのか、どういった支援があれば無理なく継続できるのかをデータ解析によって明らかにしていく、またクリニックにフォローを提案していくといった形で、リアルとデジタルを織り交ぜながら患者様の服薬支援をしていくことを目指しています。

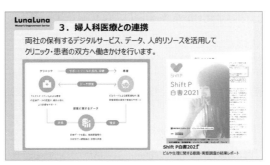

2021 年 11 月末には、ルナルナで取ったピルや生理に関する意識実態調査の結果レポート『Shift P 白書 2021』を発表させていただいていますので、こちらもご興味がある方はぜひご参照いただければ幸いです。

　これらの活動が現在行っている、弊社の婦人科医療との連携の取り組みになります。

なぜ、この事業を行うのか

　弊社は、なぜこういった事業を行っているのかについて、少しお話をさせていただきたいと思います。

　ルナルナは「本当に女性にとって便利なものとしてスタートをして、必需品みたいなものにしたいね」というところから生理日管理ツールとして始まったのですが、最終的に私たちが目指すべきものは何かを、2012 年にチームにかかわる人たちと話し合いました。

　子どもが欲しい人、それから生理がつらくそこから抜け出したい

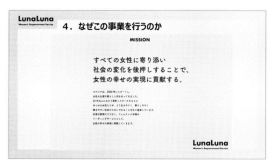

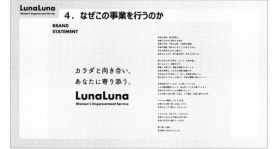

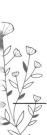

人、それぞれ目指す姿は違うと思うのですが、あらゆる女性が自分らしく生きるためのサポートをしてきました。2020年には20周年を機に「すべての女性に寄り添い、社会の変化を後押しすることで、女性の幸せに貢献する」といった新たなミッションのもと、女性が自分らしく生きることをエンパワメントしてくれるサービスとして、ブランドをアップデートしました。

　婦人科医療との連携を通して、女性の体と真摯に向き合って、そこから得られた知識、様々なつながりを携えて、女性の皆様1人ひとりに寄り添っていくサービスを目指しながら、様々なサービスを企画、そして開発・展開を行っていきたいと思っています。

新たな取り組み

新たな取り組みについてご紹介させていただきます。

　20周年を機に新しく始めたのがFEMCATIONです。FEMCATIONという言葉は、私たちが独自に作った言葉で、Female女性と、Education教育を掛け合わせた造語です。昨今「フェムテック」が様々取り上げられ、女性の健康や課題について語られる機会が増えてきたことは非常に喜ばしい一方で、社会全体としてはまだまだ理解が足りないと思っています。弊社も、いろいろなサービスを開発して提供しているのですが、そのサービスが必要な人に届かないこともままあると感じています。弊社のサービスが皆様の手に届いて心置きなく使って自分らしく生きていただくためには、社会全体としての理解をもう少し深めていくことが必要だと考えて、このプロジェクトを立ち上げました。

ユーザーへのアンケートやモニター調査、基礎知識等のコンテンツの提供、理解度テストのようなプログラム、こういったものを随時行っています。

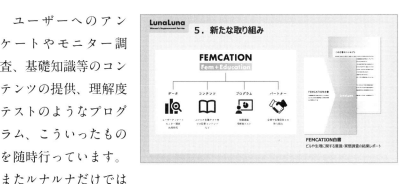

またルナルナだけではなかなか活動が大きくならないので、セミナー等はいろいろな企業と手を組みながら一緒に実施させていただいています。

2021年11月24日に、FEMCATION 1周年を記念して、1年目の取り組みの集大成として「FEMCATION白書」を発表させていただきました。Webにありますので、ぜひご覧いただければと思います。

https://sp.lnln.jp/brand/information/our_project

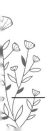

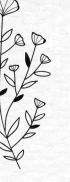

9、
思春期から更年期迄
女性のココロに
寄り添う

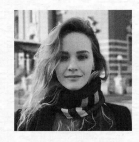

クレシェンコ アンナ
Flora 株式会社 代表取締役

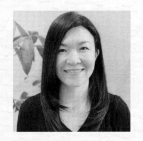

やまがた てるえ
NPO 法人子育て学協会 理事

プロフィール

ウクライナ国立オデッサ大学の国際関係学部を卒業。2017 年に文部科学省の奨学金を受賞し来日。2022 年に京都大学法学部卒業し、京都大学経営管理大学院に入学。2020 年に S &R Foundation に選抜され、Kingfisher Leadership Program でシリコンバレーに渡航。同年に京都のフェニクシーインキュベーションに選抜。身近な人の妊娠うつ発症により、女性の体とメンタルケアを目的に Flora を日本で創業。2022 年に関西経済連合会や関西経済同友会が主催する関西財界セミナーの輝く女性賞を受賞。

プロフィール

助産師／チャイルド・ファミリーコンサルタント
メンタル心理カウンセラー
NPO 法人子育て学協会理事
松戸市教育委員会教育委員
地域子育て支援 15 年目、2010 年に書籍「13 歳までに伝えたい女の子の心と体のこと」を出版後、性教育や子育て講座などを担当。現在まで 6 冊の本を出版、近著が「13 歳までに伝えたい男の子の心と体のこと」

アンナ フローラ株式会社のクレシェンコ・アンナと申します。フローラのビジョンは「思春期から更年期まで、女性の心に寄り添うケアの提供」です。コロナ影響でメンタルヘルスが悪化している方々が急に増えました。男女の割合で見ますと、37 ％の男性、57 ％の女性が不調を訴えています。また、その5人に1人がうつ病を発生する可能性があります。女性の場合は、ホルモンの変化やライフステージの変化を機に、うつ病が発生している方が多いです。フローラはそうい

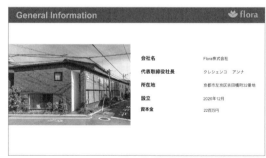

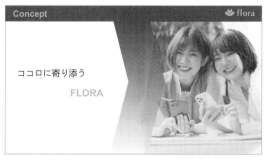

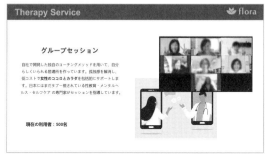

う女性たちを全面的にサポートする事業を展開しています。

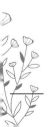

フローラの特徴

事業の特徴の１つは、特にメンタルヘルスを重視していることです。Web上に、メンタルの悩みを共有できる安心・安全な居場所であるコミュニティを作って、専門家の指導の下悩みを共有したり、その悩みに対する解決策を探ったりしています。現在の利用者数は約500名です。

２つ目は、弊社独自のアルゴリズムを搭載したアプリを開発して今月（2022年12月）リリースする予定です。今回は月経と妊活アプリをリリースします。アプリの特徴としては、弊社の強みであるAIや機械学習を生かして1人ひとりに合った情報の提供ができることです。このアプリは、身体的健康の

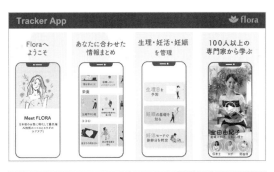

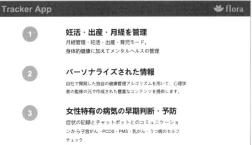

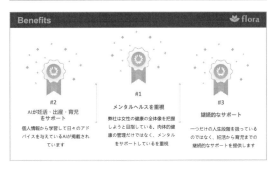

サポートだけではなく
て精神的健康をサポー
トするアプリにもなり
ます。

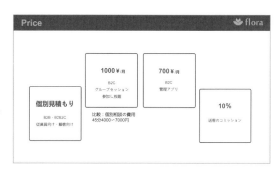

　アプリに加えて、特
に若い女性向けにフェ
ムキャンプといったイ
ベントを月に１回主催
して、女性が自分の体についてもっと理解できる機会を提供していま
す。

　３つ目は、１つのライフステージではなくて、思春期から更年期ま
で継続的なサポートを目指していることです。フローラのビジョンは
思春期から更年期までのケアですので、女性の各ライフステージに合
わせたアプリを開発し
て、2023 年の冬には
更年期向けアプリも提
供する予定です。

　アプリは弊社の市場
研究に基づいて、独自
の AI と機械学習モデ
ルの上に構築していま
す。大阪大学の研究室
のご協力もいただいて
います。

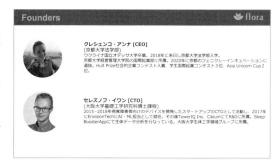

　私は現在、京都大学
の経営管理大学院に所
属しています。共同創
業者は大阪大学の研究

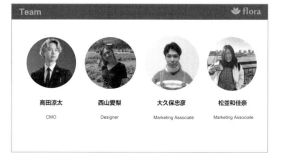

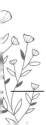

者で、生体信号解析や
感情の解析が専門で
す。あと、チームには
8人のスタッフがいま
す。国際色豊かなメン
バーです。また、大
阪大学だけではなく東
京大学の心理学者、京

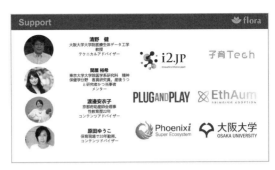

都府助産師会理事、保育士など様々な方々からご協力をいただいてい
ます。

やまがた　私は、千葉県松戸市在住の助産師でやまがたてるえと申し
ます。NPO法人の子育て学協会の方でも活動をさせていただいてい
ます。フローラ創業者であるアンナさんの活動について、いろいろ質
問させていただきたいと思います。
　アンナさん自身がこの活動を始めたきっかけですが、大学院生で
20代というお立場で、なぜこの分野を選ぼうと思ったのですか。

フェムテックの分野で
起業した理由

アンナ　私のいとこが妊娠したときに産前うつになり、最終的に妊娠
合併症につながってしまって、産後に第二子を亡くしてしまいまし
た。それは家族にとってすごく辛い出来事でした。この出来事をきっ
かけとして、女性のライフステージの様々なイベントには、まだまだ
解決されていない課題が多くあるのではないか、何かその課題を解決
する女性のためのソリューションを提供できないかと思って、この分

野で起業しました。

　起業を準備していたときに気づいたのですが、フェムテックの分野はまだまだ未開拓の市場でしたので、事業としてもチャンスがある市場だと感じました。

やまがた　私自身も妊娠・出産・子育てがとても大変で、帝王切開で出産して、メンタルが整わず鬱々とした子育てをしていました。その悩みを抱えたことが、そのことが本を書くご縁につながりました。アンナさんは、家族の中で大きな悲しみが起き、そを乗り越えながら起業につながっていくわけですね。

　サービスを始めて、まだ1年経っていないですよね。

アンナ　そうですね。2022年1月で1年です。

やまがた　1年で利用者が500名というのは、確実な結果が出ると思うのですが、情報を発信していく上で、何か秘訣があるのですか。また、今後の発信の展開のビジョンがあればうかがえますか。

Web コミュニティと
アプリの開発

アンナ　フェムテックは仲間を作ることが最も重要です。私は、京都府助産師協会理事・渡邊安衣子さんにお会いして、本当にラッキーでした。渡邊さんを通じていろいろつながりができ、展開することができました。ですから、秘訣・アドバイスとしては仲間を作ることですね。自分だけで頑張って情報配信するとか、イベントを企画するのではなくて、助産師とか産婦人科医、またフェムテックの仲間を作って

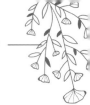

一緒に何かをやる、イベントを企画するというのが一番です。

やまがた 最も大切なことですね。私も渡邉安衣子さんとのご縁でアンナさんと出会って、アンナさんの事業に関わらせていただいているわけです。これからも全力でサポートしていきたいと思います。
　Webコミュニティのメンバーと各地でつながっていますよね。

アンナ かなり厚いつながりができ、強いコミュニティになっています。ただ、コミュニティに加えて、オンデマンドで閲覧できるコンテンツやアプリなどのソリューションも必要だと感じています。
　コミュニティが抱える課題はそれぞれですし、アプリだけでコミュニティのような強いつながりを作ることは不可能です。アプリを全国に普及させても、妊婦さんとか産後のママさん向けのコミュニティを運営し続けたいと思っています。コミュニティの参加者・会員の感謝の声を多くいただいていますので、アプリの開発にもつなげたいと思っています。

やまがた 子育てってリアルですし、アプリを操作している人もリアルな女性ですから、フェムテックというテクノロジーの中であっても、人と人とつながるコミュニティの存在はとても大きいです。
　会員の地域性はありますか。

アンナ 特にこの地域の方が多いということはありません。全国のお母さんが入ってくださっています。

やまがた コロナによる孤立化が問題になっています。リアルの子育て支援の現場では人と人の直接のコミュニケーションは制約があります。Webコミュニティはどうですか。

アンナ　DX は多くのオポチュニティをもたらしています。危ないところもあったりしますけど。

やまがた　危ないところもあるということですが、何かセキュリティの面で配慮していることはありますか。

アンナ　もちろんです。特にアプリは多数の個人データを扱いますし、非常にセンシティブなデータが多いので、保存等データの保護を考えないといけません。女性向けのヘルステック、ヘルスケアアプリは、集積したデータを販売している例があります。フローラは、ユーザーデータをマーケティングエージェンシーや Facebook・Google・Apple には販売しません。また外部の広告をアプリ内に表示することもしていません。それはすごく大事で、消費者の信頼性に必ずつながります。データは慎重に扱わないと危険です。

やまがた　確かにそうですね。教育という部分で、日本ってようやく教育の現場にタブレットが導入されてきたけれども、アンナさんが学んでいた母国ウクライナでは、テクノロジーの教育や情報管理はどのようになっているのですか。

アンナ　教育機関から学んだことはあまりなくて、どちらかというと友達や両親から学んだことの方が多いですね。でもメディアリテラシーとかインターネット上の行動ルールは、ぜひ学校で教えてほしいですね。

やまがた　教育の現場で多くを動かすことは難しいけれど、リテラシーや情報の見方などは、ぜひ教えてほしいですね。

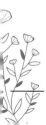

アンナ すごく重要です。自分のデータ管理やアプリを使っている際の情報管理は非常に大事です。そういう知識の普及も頑張っていきます。

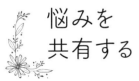

悩みを共有する

やまがた ユーザーさんからのフィードバックはどうですか。

アンナ Webコミュニティの方は、1対1の相談ではなくて、あくまでもグループ講座を主催しています。抑うつ症状で悩んでいるお母さんは他のお母さんと話して、自分だけ悩んでいるわけではないんだ、他の人も悩んでいるんだ、自分だけが駄目なのではないんだというい発見がある。同じ悩みを抱えているお母さんと出会って、ホッとする方々が多いです。

　また、コロナの影響もありますが、お母さん同士の交流の機会がそんなに多くはありません。フローラのイベントに参加して、やっと交流ができたという声もあります。あとはメンタルヘルスとか性教育について聞けて良かったとおっしゃっている方々が多いです。

やまがた 今は専業主婦が減って、お仕事を始める女性が多いのですが、いろいろな講座関係は平日の昼間の開催が多いです。フローラさんは、夜も開催されていますよね。

アンナ 現在は、主に夜に開催しています。働く女性向けの取り組みをしないといけないと実感しています。企業からも、そういう声をい

ただいています。

やまがた　働く女性のメンタルヘルスをフェムテックのアプローチで届けられたら素晴らしいですね。時間への配慮とか、場所を問わないというのも素晴らしいです。アナログの世界だと、あまり近しい人には話づらいということもありますよね。買い物先のご近所でも会うかもしれないとか。ですから、リアルとオンラインの両面からのアプローチが必要だと思っています。フェムテックテクノロジー、コミュニティオンライン、そしてリアルをバランス良くやれたらいいですね。
　今後の夢や、こんなことを展開したいというのを教えてもらえますか。

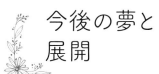

今後の夢と
展開

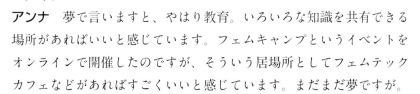

アンナ　夢で言いますと、やはり教育。いろいろな知識を共有できる場所があればいいと感じています。フェムキャンプというイベントをオンラインで開催したのですが、そういう居場所としてフェムテックカフェなどがあればすごくいいと感じています。まだまだ夢ですが。

やまがた　フェムテックカフェ、とてもいいと思います。まだまだリアルの場だけで、オンラインに展開できていない人たちがいます。そのような人たちと手をつなげたら、すごく世界が広がります。

アンナ　仲間捜しですね。すごく大事です。

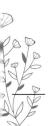

思春期から 更年期まで

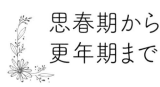

やまがた　フローラさんは思春期から更年期までがコンセプトだということです。思春期というのはプレコンセプションケアにつながると思うのですが、もともと最初からそのようなビジョンで始められたのですか。何かきっかけがあったりしたのですか。また今後どう展開していくかもうかがえますか。

アンナ　フローラはスタートアップですので、かなり柔軟に物事には対応しています。新しいオポチュニティを見つけたらすぐに何らかの取り組みができます。

　最初は個人の妊婦さん向けのケアアプリから事業を始めましたが、妊婦だけではなく月経・妊活というライフステージをカバーしている企業もあり、基本的な知識やセルフケアに関する情報のアドバイスを求めていることが分かりました。そこで、妊婦さんのケアを提供するだけではなく、月経・妊活関連にも広げていくことにしました。

　今、女性が抱える障害に寄り添うソリューションを、幾つか同時に展開しているところです。

やまがた　柔軟に展開ができるのも、デジタルのソリューションだからこそなのでしょうね。以前参加した勉強会で、アメリカでは25年前からプレコンセプションケアが始まっているという話を聞いて、やはり教育だなと思いました。

　具体的にアプリのテクノロジーに関して少し教えていただけますか。

パーソナライズ度が高い
情報の提供

アンナ　フローラが目指しているのは、ユーザーが自分の症状をできるだけ解析して、自らアクションを起こす手助けをする情報を提供することです。パーソナライズ度が高い情報の提供です。AI と機械学習モデルを生かしたステップアップのフェムテックになります。

アプリはヘルスケアキットとも接続しているので、例えば、うつ気味の症状を記録して、心拍数におかしな変化があれば、アプリ内でチャットボットが起動してメンタルヘルスをチェックしましょうとか、記録された症状に基づいてアプリが何かを提案します。コミュニケーションを促したり、あなたに合った解決策を一緒に探りましょうというアプリです。

それを実現するためには、膨大なデータが必要ですけれど、既に1個のアプリをリリースしているのでそこからデータも集積ができます。また、大阪大学のご協力もいただいて、かなりデータ蓄積が進んでいます。

やまがた　私もカウンセリングで個別相談をさせていただくなかで、自己理解がとても重要だと感じています。それを AI がサポートしてくれるのであれば、ぜひ欲しいです。

アンナ　メンタル的に苦しんでいる方々はヘルプを求めるのが苦手ですね。自らインターネット上でコンサルタントを探して自ら電話を掛けてアポイントを取って病院に来るというのは、なかなか難しいです。弊社はそういうハードルを下げて、アプリをダウンロードするだけで気持ちが楽になるソリューションを開発しています。

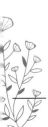

やまがた　ぜひ作ってください。様々な障害を抱えている多くの女性がフローラさんとつながればいいですね。

アンナ　そうですね。

やまがた　最後にアンナさんから皆さんに、一言お願いいたします。

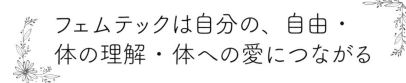

フェムテックは自分の、自由・体の理解・体への愛につながる

アンナ　フェムテックは自分の自由、自分の体の理解と、自分の体への愛につながっています。フローラのコンセプトもそこにあります。ぜひ弊社のアプリとつながってみてください。

やまがた　安心・安全につながるテクノロジーを提供している日本の企業として、これからフローラさんが日本のフェムテックを牽引していただけたらと、心の底から思っています。

アンナ　苦しんでいるのであれば、1人、家に閉じこもって苦しむ必要はありません。世の中には様々なソリューション、デジタルソリューションが現れてきているので、自分のことを大事にして、解決策を自ら探しましょう。

やまがた　そのソリューションを、たくさんの方に届けていけたらうれしいですね。

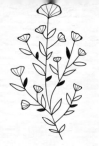

10、
フェムテックにより明らかになった
日本人の月経周期・基礎体温に
ついての最新の知見

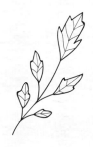

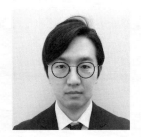

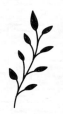

辰巳 嵩征

国立成育医療研究センター 不妊診療科

プロフィール

2009 年	北里大学医学部 卒業
2011 年	東京医科歯科大学 周産女性診療科
2012 年	JA とりで総合医療センター 産婦人科
2013 年	青梅市立総合病院 産婦人科
2015 年	国立成育医療研究センター 不妊診療科
2016 年	量子科学技術研究開発機構 放射線医学総合研究所にて受精卵・脂肪滴とオートファジーの研究
2018 年	亀田総合病院／亀田 IVF クリニック幕張 生殖医療科
2019 年	東京医科歯科大学 周産女性診療科 副病棟医長
2020 年	東京医科歯科大学 周産女性診療科 病棟医長
2021 年	国立成育医療研究センター 不妊診療科

フェムテックによって
何が期待できるか

　大量に集積されたビッグデータを科学的に解析していくことにより、今まで明らかにされてこなかった新しい知見を見つけることができます。

　日本人女性のライフスタイルや社会的環境はここ 40-50 年で大きく変化してきました。女性を取り巻く環境の変化とともに変わったもの、変わらないものを明らかにし、その変化にどのように対処すれば良いのかということを検討していくことがフェムテック Female ＋ Technology の 1 つの目的になります。

　本講演では、実際にフェムテックを用いて明らかになった例として、ビッグデータの解析による最新の女性の月経周期と基礎体温について解説していきます。

ここ 40-50 年の人を
取り巻く環境の変化

　昨今話題になっている地球温暖化と異常気象は、突然出現したものではなく、徐々に変化した結果の集大成であることが知られています。たとえば、日本の平均気温は、50 年で 0.62 度も上昇しています。また、異常気象として大型の台風なども増え、猛暑日の日数は 1990 年代を境に明らかに増加しています。1 日当たりの降水量が 200mm 以上である大雨日も増加の一途をたどっています。このように地球温暖化とともに地球環境も大きく変わっている時期に私たちは生活し、その環境のもとで暮らしているといえます。

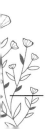

人の環境に 対する適応

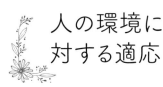

人は環境の変化に対して体質を変化させながら暮らしてきました。データ化されている有名なものに、ネパールの山岳地帯に暮らすシェルパという人たちの研究があります。シェルパは、登山家たちの大量の荷物を運搬する山岳ガイドの仕事を任されています。彼らは高地の環境に適用する体を持っており、普通の白人が大気中の酸素の量がある程度ないと体に必要な酸素飽和度を保てないのに対し、高地に住むシェルパは大気中の酸素の量が少なくても、血液中に十分な酸素飽和度を保つことができる、つまり高地のような低酸素状態でも元気に活動できることが知られています。このように人間は住環境に応じて体質を変化させることができることが知られています。

月経周期の 歴史

月経周期については、1884年の段階では既に月経についてしっかりとした論文の報告が知られており、1930年には排卵日を予測する方法である荻野式で有名な荻野久作先生が、次回の月経開始日の12～16日前に排卵すると報告しています。1939年には、Arreyらが12本の研究を基に、平均の月経周期長が28.4日であると報告しています。これに基づき我が国でも1946年には、正常月経周期は4～5週間または25～35日であると定義されました。

さらに、日本における大規模データを利用した報告として、松本清一教授が1962年に発表した論文がよく知られています。アンケート

方式で、女学生に過去
3か月間の月経の長さ
を聴取しデータを解析
した結果ですが、女学
生の月経周期の長さの
80％は25〜39日以
内にあったこと、また
ピークが31日にあっ
たことを報告しまし
た。さらに、質問法だ

本邦における主な月経周期の報告

アンケート方式による13380周期の解析

周期数

10-90パーセンタイル
（中央80％の範囲）
25-39日

peak: 31日

Fig. 2. Distribution of length of menstrual cycle based on questioning　月経周期日数

Matsumoto (1962)

けでなく記録法、基礎体温により算出した方法もそれぞれ参照し、25
〜39歳の女性における正常月経周期の80％が25〜38日であると結
論づけています。この1962年の論文が、現在の日本における正常月
経周期の日数の基準となっています。

月経周期の定義

こ で現在の日本
及び世界におけ
る月経周期の定義を示
しておきます。日本で
は正常月経周期は25
〜38日と定義され、
これより短ければ、つ
まり25日未満であれ
ば頻発月経、逆にこれ

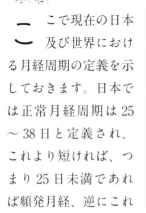

本邦および世界における月経周期の定義

	本邦	国際産科婦人科連合（FIGO）分類
月経周期日数 Normal	25-38日	24-38日
頻発月経 Frequent	< 25日	< 24日
稀発月経 Infrequent	≧ 39日 < 3ヶ月	> 38日
無月経 Amenorrhea	≧ 3ヶ月 （約90日）	出血なし
出典	日本産婦人科学会誌 (1990)	Int J Gynaecol Obstet (2018)

より長ければ、つまり 39 日以上であれば稀発月経と定義していま
す。無月経は 3 か月、90 日以上と定義されています。この正常月経
周期日数の定義は、松本教授の報告に則っています。また国際産科婦
人科連合、いわゆる FIGO と呼ばれる分類では、正常月経周期は 24
〜 38 日と 1 日だけ短く、また無月経の期間は定められていません。

　　ここで、日本において月経周期や基礎体温についての基盤となるよ
うな研究は 1962 年の松本先生の報告以降はありませんでした。その
理由としてはデータ数不足、データの信憑性の欠如、同一人物の複数
回のデータの適切な解析方法がなかったことが原因と考えられます。

フェムテックが可能にした
ビッグデータ解析

　　今回の研究で私たちが用いたスマートフォンアプリであるルナル
ナ® について簡単にご紹介します。ルナルナ® は、月経及び
排卵日の予測や平時の体調、並びに妊娠中の管理を担うエムティーア
イ社のスマートフォンアプリです。日本では延べ 450 万人に使用され
ており、妊娠希望だけでなく避妊希望や体調管理目的でも使用されて
いる月経管理アプリの草分け的なアプリです。このスマートフォンア
プリで収集したデータを用いることで、私たちは基盤となるデータに
必要な条件であるデータ数、信憑性、同一人物からの複数周期データ
の 3 点をすべて満たすことができました。

　　データ数ですが、研究期間は 2 年間で、少なくとも 2 年間の間に
10 周期以上データを入力した人のみを解析に用いました。ユーザー
31 万人、約 600 万周期の月経周期を集め、これは松本教授のデータ
の約 500 倍になります。

データの信憑性ですが、アプリの目的が排卵時期や次回月経周期の予測であることから、このアプリを使用する以上、正しく入力しなければ意味がありません。そもそもアプリの使用を強制されているわけではないので、不適切な値を入力するぐらいなら使用する必要がないというところからも信憑性を担保していると考えられます。

　また、同一人物から平均約19周期程度が入力されており、一般化線形方程式と呼ばれる、同一人物からのデータを同一人物由来のデータであることを明らかにした上で解析するという統計法を用いました。

（登録基準と登録数）

　研究の目的は、スマートフォンアプリを用いて収集したビッグデータを用いて、一般的な日本人女性の月経周期・基礎体温と年齢や季節の関係を調査することです。

　2016年1月から2017年の12月までにアプリに登録されたデータのうち、少なくとも10周期以上の登録があり、かつ生年月日や居住地域の記載があった15歳から54.9歳までの女性を対象とし、研究への参加を希望しない人を除いた31万706ユーザー、595万8,110周期を登録しました。この登録から、一般的な日本人女性にそぐわないような基本情報を入力した人を除いた31万668ユーザー、595万6,886周期を解析しました。

（平均年齢分布と月経周期長の変化）

　全データ595万6,886周期を用いてグラフ化したところ、月経周期の日数は年齢によって美しく変化するカーブを描きました。具体的には、15歳以降の月経周期は徐々に長くなり、23歳が最長で約30.7日、その後徐々に減少して45歳の時が最短で27.3日となり、さらにその後延長していくことが分かります。つまり、女性の年齢が変化に

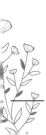

ともない月経周期長は3日間も短縮することが分かりました。これらは臨床と合致しています。例えば、視床下部から出るホルモンが安定する23歳までは月経周期は延長し、その後卵巣の中の卵子が減っていくのと比例す

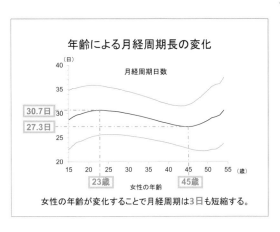

年齢による月経周期長の変化

月経周期日数

女性の年齢

30.7日 27.3日

23歳 45歳

女性の年齢が変化することで月経周期は**3日**も短縮する。

るように月経周期は短縮します。そして40代に入ると更年期となって月経の頻度が減る人が増えることから、平均月経周期は徐々に延長していくということを反映しています。これは、フェムテックに基づくビッグデータにより初めて明らかになった、価値のあるデータです。

（年齢による基礎体温の変化）

次に、年齢による基礎体温の変化について約60万周期を解析した結果を示します。卵胞期の体温は年齢によらず36.4度を平均としてほぼ一定であることが分かりました。他方、黄体期の体温は年齢によって変化しますが、29歳から42歳までは36.7度で安定することが分かりまし

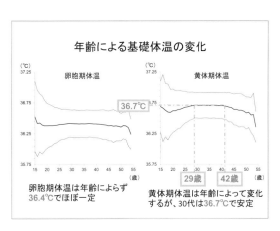

年齢による基礎体温の変化

卵胞期体温　黄体期体温　36.7℃

卵胞期体温は年齢によらず36.4℃でほぼ一定

黄体期体温は年齢によって変化するが、30代は36.7℃で安定

29歳 42歳

た。

　黄体期と卵胞期の体温の差について、教科書的には大体 0.2 から 0.4 度と言われていますが、こちらについては黄体期体温と同様に 30 代が最も高く平均 0.3 度であることから、こちらも臨床に合致した結果になりました。

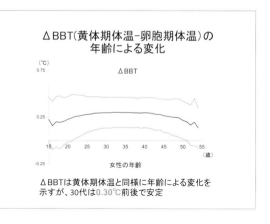

△BBT（黄体期体温−卵胞期体温）の年齢による変化

(℃)
0.75

△BBT

0.25

-0.25

15　20　25　30　35　40　45　50　55　(歳)

女性の年齢

△BBTは黄体期体温と同様に年齢による変化を示すが、30代は0.30℃前後で安定

（季節による月経周期長の変化）

　次に季節による月経周期の変化を示します。ヒートマップと呼ばれるグラフで、人数が多ければ多いほど赤く（中心に向かうほど濃い）、少なければ少ないほど青く（外に向かうほど濃い）表示されます。横軸が季節、縦軸が月経周期の日数を指しています。月経周期の長さはほぼ 24 日から 32 日に位置しており、季節性に変化しないことが分かります。

　次に季節と基礎体温の変化を示します。横軸が季節、縦軸が基礎体温を指しています。基礎体温は卵胞期も黄体期も夏には高く、冬には低くなることが分かりました。人間の基礎体温は季節によって

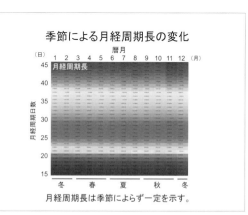

季節による月経周期長の変化

(日)　　　暦月
　　　1　2　3　4　5　6　7　8　9　10　11　12　(月)
45　月経周期長
40
35
30
25
20
15
　　　冬　　　春　　　夏　　　秋　　　冬

月経周期日数

月経周期長は季節によらず一定を示す。

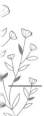

変化していることを指しています。

得られたグラフが正しいかどうかを調べるために統計解析法を用いて検証しました。今回は一般化線形方程式と呼ばれる特殊な統計解析法を用いています。

今回は女性の年齢や季節が、月経周期や卵胞期・黄体期体温に与える影響を見ることを目的として統計を行っています。また、土地土地の気候が人に及ぼす影響を排除するた

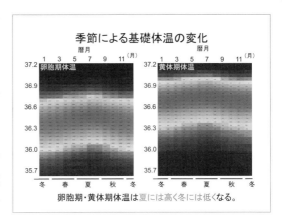

季節による基礎体温の変化

卵胞期・黄体期体温は夏には高く冬には低くなる。

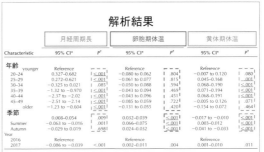

解析結果

Characteristic	月経周期長 95% CI*	P†	卵胞期体温 95% CI*	P†	黄体期体温 95% CI*	P†
年齢						
younger	Reference		Reference		Reference	
20-24	0.327-0.682	<.001	-0.080 to 0.062	.804	-0.007 to 0.120	.080
25-29	0.272-0.621	<.001	-0.061 to 0.077	.815	0.045-0.168	<.001
30-34	-0.325 to 0.021	.085	-0.050 to 0.088	.594	0.068-0.190	<.001
35-39	-1.32 to -0.970	<.001	-0.043 to 0.094	.469	0.071-0.194	<.001
40-44	-2.37 to -2.02	<.001	-0.043 to 0.096	.451	0.068-0.191	<.001
45-49	-2.51 to -2.14	<.001	-0.085 to 0.059	.722	-0.005 to 0.126	.071
older	-1.23 to -0.604	<.001	-0.131 to 0.055	.420	-0.154 to 0.072	.464
季節	0.008-0.054	.009	0.032-0.039	<.001	-0.017 to -0.010	<.001
Summer	-0.063 to -0.016	.001	0.066-0.075	<.001	0.003-0.012	<.001
Autumn	-0.029 to 0.019	.698	0.024-0.032	<.001	-0.041 to -0.033	<.001
Year						
2016	Reference		Reference		Reference	
2017	-0.086 to -0.039	<.001	0.002-0.011	.004	0.001-0.010	.011

年齢と月経周期長は相関する。年齢と卵胞期体温は相関しないが、一方で黄体期体温は年齢に応じて変化する。季節と月経周期長は相関しないが、一方で卵胞期体温や黄体期体温は季節に応じて変化する。

め、最も人口が多く、居住している女性の多様性が予想される東京1か所に焦点を当て解析を行いました。解析対象は、月経周期が79万周期、卵胞期体温が10万周期、黄体期体温が10万周期としました。

解析の結果分かったことは、年齢と月経周期長には明らかな相関する。一方、卵胞期体温は相関しないですが、黄体期体温は一部相関することが分かりました。季節と月経周期長は相関しませんが、一方で卵胞期体温と黄体期体温は季節に応じて変化することが分かりました。これらの結果から、有意に年齢や季節が月経周期や基礎体温に影響を及ぼしていることが、統計学的にも証明することができました。

フェムテックが明らかにしたこと

以上より今回の研究によって、1962年当時と比べた時に、ライフスタイルや環境が変わった現代の女性では、月経周期がどのように変わったのかということが明らかになりました。最初にお示しした通り、現在日本の月経周期の基準は、1962年の松本清一先生の論文を基にした25〜38日です。しかし、今回の論文を基に、現代の日本人女性の月経周期を10〜90パーセンタイルで同様に見てみると、中央値80%の範囲は24〜36日以内、またピークが28日であり、1960年代と比べると少し値が変化しているのではないかと考えられました。

さらに年齢別で見ても、現代の日本人女性の標準の月経周期は、24〜36日の方が適しているのではないかという印象を受けます。また、年齢により変動が激しいので年齢別に基準値を設ける、例え

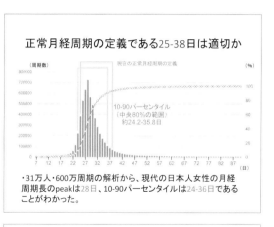

正常月経周期の定義である25-38日は適切か

・31万人・600万周期の解析から、現代の日本人女性の月経周期長のpeakは28日、10-90パーセンタイルは24-36日であることがわかった。

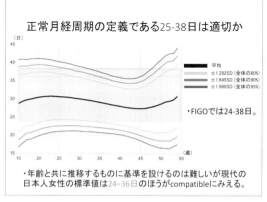

正常月経周期の定義である25-38日は適切か

・FIGOでは24-38日。

・年齢と共に推移するものに基準を設けるのは難しいが現代の日本人女性の標準値は24-36日のほうがcompatibleにみえる。

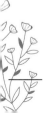

ば5歳ごとに基準値を出すなども有用性が高いと考えます。

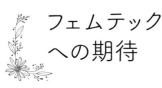

フェムテック への期待

今後のフェムテックは、ビッグデータ解析に基づく、より正確な個人の体調予測を可能にしてくれるだろうと考えます。

人は、個人の生理学的な変化だけでなく周囲の環境によっても大きな影響を受けます。これらをふまえ、周囲の環境変化を計算に組み込むことで正確な個人の体調予測ができるようになるでしょう。また個人個人が、生活習慣病の予防のための的確なアドバイスや自分の健康状態、例えば、月経周期や基礎体温の状態が標準的なのか、あるいはそうではないのかということが判断できるようになることも期待されます。

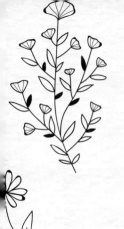

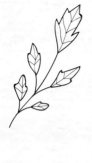

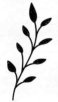

11、
妊娠中～産後の
フェムテック・遠隔医療

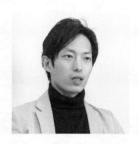

重見 大介

株式会社 Kids Public

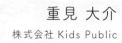

プロフィール

2010 年	日本医科大学 卒業
2010-2012 年	日本赤十字社医療センターで初期臨床研修
2012-2017 年	日本医科大学付属病院 産婦人科学教室
2018 年 3 月	東京大学大学院 公共健康医学専攻（SPH）卒業し、公衆衛生学修士（MPH）
2022 年 3 月	東京大学大学院 博士課程（医学部医学系研究科臨床疫学・経済学）を修了し医学博士を取得
2018 年～	遠隔健康医療相談「産婦人科オンライン」代表（株式会社 KidsPublic）

私は、産婦人科専門医でありつつ公衆衛生の大学院に進み、現在もビッグデータを扱う研究をしています。

加えて、今回のテーマに関係するのでご紹介しておきますが、株式会社 Kids Public というベンチャー企業で産婦人科オンラインという遠隔健康医療相談サービスを運営しています。一般の方からオンラインで医療相談を受けています。現在産婦人科医・助産師、合計 70 名ぐらいで運営しています。この事業は、経済産業省による令和 3 年度フェムテック等サポートサービス実証事業費補助金の対象事業に採択をされており、現在プロジェクトを進行中です（2022 年 3 月で終了し令和 4 年度の同実証事業にも採択されました。）。

さて、本日は 3 つのトピックに分けて話をしていきたいと思います。

まず、1. 妊娠中〜産後における課題にはどんなものがあるのか。それから、2. フェムテックや遠隔医療の実例の紹介。最後に、3. 我々医療従事者にこれから求められるものはどんなことがあるのか、将来の展望について話をしたいと思います。

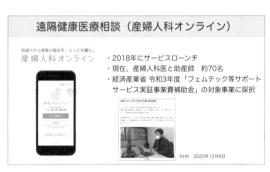

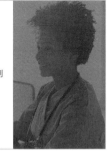

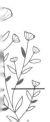

妊娠中
〜産後の課題とは?

妊娠中〜産後の課題について挙げればきりがないのですが、今回はフェムテックとか遠隔医療でアプローチされているものを中心にピックアップをしてみました。具体

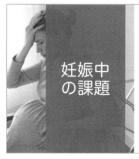

的には、妊婦健診での通院による負担、妊娠糖尿病の血糖管理、妊娠高血圧症候群の発症予測、体重管理、睡眠の質、精神的不安の6種類です。

妊娠中の課題
・妊娠健診での通院による不安

　妊娠しているとだんだん体が重くなり、健診に行かなければいけないのだけれども、通院が結構つらくなります。何らかの理由で総合病院に掛かっている方にも、病院まで遠くて往復が負担だという方もいらっしゃいます。外来での待ち時間が長くてしんどいし、最近だと新型コロナウイルスの感染が不安だという

妊婦健診での通院による負担

「身体が重くてしんどいのに健診に行くのが辛い」
「総合病院まで遠くて往復が負担」
「待ち時間が長く、待合室にいると感染が不安」

日本では全14回以上と健診回数が世界的にも多い

声もあります。日本では、妊娠期間中に概ね14回以上の健診があります。
ますが、これは世界的にもかなり多い方です。健診は多くのメリット
もあるのですが、負担もそれなりに大きいということです。

・妊娠糖尿病の管理
　妊娠糖尿病は血糖管理がとても大事なのですが、自己血糖測定がなかなか難しかったりします。日々の食事と血糖の関係が気になっていても、血糖の記録をつい忘れることもあ

妊娠糖尿病の管理
「自己血糖測定のこまめな指導がしたい」 「日々の食事や血糖変化の関係が気になる」 「ついつい血糖記録を忘れてしまう」 自己血糖測定＋定期健診の限界がある

ります。自己血糖測定と定期健診を組み合わせても、アプローチには
限界があるとも言えると思います。

・妊娠高血圧症候群の発症予測
　妊娠高血圧症候群の発症予測や早期発見は非常に重要です。ただ、
高精度な発症予測方法がまだ見つかっていません。いろいろな研究報
告はありますが、特に初めての妊娠の方では、なかなか早期発見が難
しい。明らかな臨床症状が出ている状況では、かなり進んでいると考えます。もっと早くに予測できないかが大きなテーマとして検討されています。

妊娠高血圧症候群の発症予測
「妊娠高血圧症候群は早期発見が重要」 「高精度な発症予測方法が見つかっていない」 臨床症状が認められるもっと前に予測できないか？

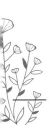

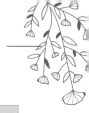

・体重管理

それから、体重管理。これはすべての妊婦にも関係する話ですが、過剰な体重増加は、産科合併症や帝王切開のリスクが高くなることが分かっています。もともと肥満体型

体重管理

「過剰な体重増加は合併症や帝王切開のリスクに」
「元々肥満体型のためあまり増えたくない」
「誰かに管理されてないとつい気を抜いてしまう」

外来だけでの指導では体重管理が難しい

のため、あまり体重を増やしたくない方もいます。自分1人だと体重管理がなかなかできないという方も多く、外来だけでの指導では体重管理が難しいことは少なくありません。

・睡眠の質

睡眠の質。我々医療者も睡眠についてお話をする機会はあまりありません。ただ、妊婦さんは悩んでいる方が多く、妊娠してから寝付けない、夜中に起きてしまう、それから出

睡眠の質

「妊娠してから夜になかなか寝付けない」
「夜中に起きてしまい十分な睡眠が取れない」
「出産後の新生児との睡眠が不安」

妊娠中〜産後の睡眠に対する有効な介入とは？

産後の新生児との睡眠が不安だと訴えます。睡眠に対する有効な介入が必要です。

・精神的な不安

精神的な不安。妊娠してから細かな不安が絶えなかったり、イライラしてつい家族に当たったりしてしまう。それから新型コロナウイル

ス感染の拡大もあって家庭内に孤立してしまう。継続的な不安は周産期うつのリスクでもあるので、何かしらのアプローチをしたいと考えています。

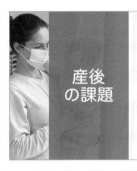

精神的不安

「妊娠してから細かな不安が絶えない」
「イライラが募ってつい家族に当たってしまう」
「対話できる相手がおらず孤立している」

継続的な不安は周産期うつのリスクにも

産後の課題

さて、産後の課題としては4つトピックを挙げます。

産後の課題

・母乳栄養の継続
・搾乳が大変
・産後の血圧管理
・産後うつ

・母乳栄養の継続

これは多くの病院で様々なトライをしていると思います。初めは母乳をあげていたけど途中で諦めてしまい、母乳栄養の継続がなかなかうまくいかない。対面での支援だけでは母乳継続率の向上には

母乳栄養の継続

「母乳栄養の継続がうまくいかない」
「初めは母乳をあげていたけど途中で諦めてしまった」

母乳継続率向上に対面での支援だけでは不十分

不十分だというのが実際のところです。

・搾乳

自分ではうまく搾乳ができなかったり、搾乳中は他のことに手を付けられなくてすごく不便だという声をよく聞きます。搾乳方法って数

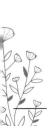

十年前からほとんど変わっておらず結構原始的な分野だと思うのですが、何か新しいテクノロジーはないのかというところですね。

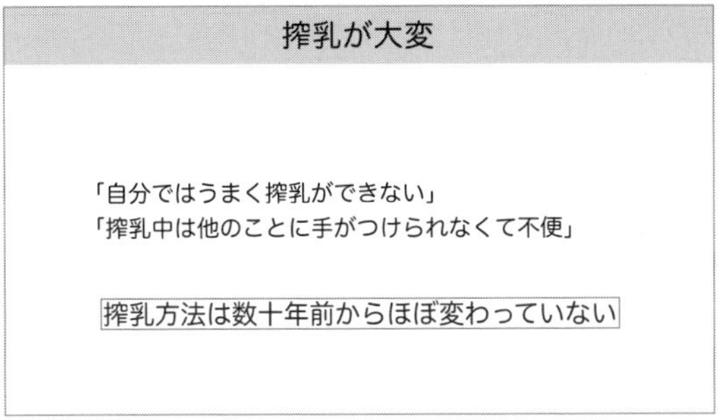

搾乳が大変

「自分ではうまく搾乳ができない」
「搾乳中は他のことに手がつけられなくて不便」

搾乳方法は数十年前からほぼ変わっていない

・産後の血圧管理

産後は妊娠中に比べて、定期的な通院がなかなかできなくなってきます。特に、血圧のチェックや管理が必要な方は、退院後の血圧管理やモニタリングを

産後の血圧管理

「退院後の血圧管理やモニタリングができない」
「いつ危険な状態になっているかわからず不安」

産後の血圧管理やモニタリングの必要性

こまめにしたいという状況もあると思います。ここに何か新しいアプローチができないか。

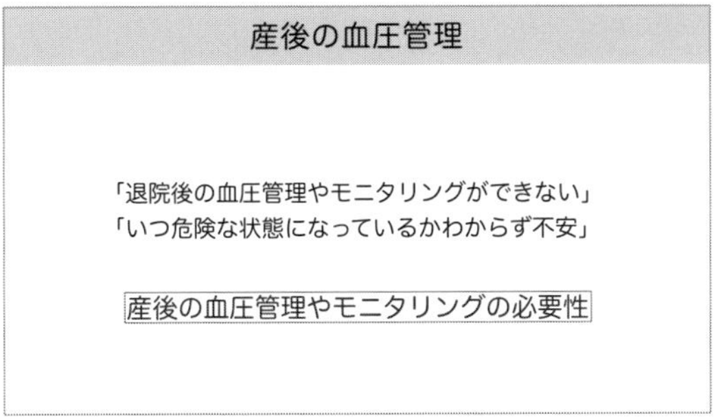

・産後うつ

これは日本でも非常に大事なトピックです。産後1か月健診以降の女性には、病院からもなかなかアプローチができなくなってしまいます。さらに核家族とか新型コロナウイルス感染拡大で他のお母さんとの交流もできなくなり、精神的な孤立感

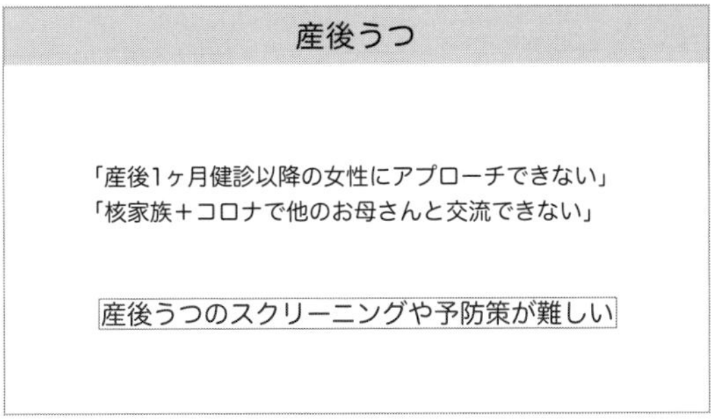

産後うつ

「産後1ヶ月健診以降の女性にアプローチできない」
「核家族＋コロナで他のお母さんと交流できない」

産後うつのスクリーニングや予防策が難しい

が強まっていて、産後うつが増えていることが研究で分かってきています。そこで産後うつのスクリーニングや予防策で、どうにかできないかというテーマもあります。

フェムテック・遠隔医療

さて、こうしたトピックに対して、フェムテックや遠隔医療でどのような研究やアプローチがなされているのかを紹介します。

まず、総論として、周産期領域における遠隔医療がどのような状況なのかを簡単に紹介します。2017年に報告された論文を紹介します。

周産期領域の71個の研究報告を分析したものです。主な分野は生活習慣、妊娠糖尿病、それからメンタルヘルス、遠隔モニタリングなどについて、情報通信機器（ICT）を用いた遠隔医療についてまとめられています。

概ね妊婦も医療者も満足度は高かったという結果です。特に、妊娠糖尿病とメンタルヘルスでは、従来のケアにある程度置き換えられる可能性があるのではないかとまで言われ

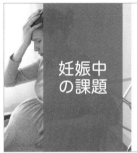

周産期における遠隔医療

JOURNAL OF MEDICAL INTERNET RESEARCH　　　　　van den Heuvel et al

Review

eHealth as the Next-Generation Perinatal Care: An Overview of the Literature

・2017年6月時点での周産期ケアに関する遠隔医療のレビュー
・合計71の研究報告を分析
・主な分野：生活習慣、GDM、メンタルヘルス、遠隔モニタリングなど
・概ね妊婦と医療者の双方の満足度は高かった
・GDMとメンタルヘルスでは従来のケアに代替できうる可能性あり

妊娠中
の課題

・妊婦健診での通院による負担
・妊娠糖尿病の血糖管理
・妊娠高血圧症候群の発症予測
・体重管理
・睡眠の質
・精神的不安

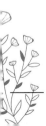

ています。既に 4 年前には様々な研究・アプローチが進んでいたことが分かります。

　先ほど妊娠中の課題を 6 個挙げましたが、以下で、それぞれ 1 つずつご紹介します。

・妊娠健診へのアプローチ

　妊婦健診での通院による負担についてです。オンラインで妊婦健診ができるのではないかということで、ランダム化比較試験（RCT）という前向きの試験が実施され報告されています。2019 年の米国の雑誌に掲載されたものですが、米国も概ね 14 回、日本と同じぐらいの妊婦健診があります。その半分ほどをオンラインでやってみようという研究です。介入群のグループでは、胎児心拍を確認するための機器（ドップラー）と血圧計を妊婦に提供して、半分は対面で半分はオンラインで健診を実施しました。もう 1 つのグループは、従来通りにすべて対面での妊婦健診を実施しました。この 2 つのグループで比較をしたという研究です。

　結果は、オンラインの健診で患者の満足度は向上しストレスも減少して、学会が推奨し

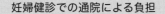

妊婦健診での通院による負担

Am J Obstet Gynecol. 2019 Dec;221(6):638.e1-638.e8. doi: 10.1016/j.ajog.2019.06.034. Epub 2019 Jun 19.

Randomized comparison of a reduced-visit prenatal care model enhanced with remote monitoring.

Butler Tobah YS[1], LeBlanc A[2], Branda ME[3], Inselman JW[3], Morris MA[3], Ridgeway JL[4], Finnie DM[4], Theiler R[5], Torbenson VE[5], Brodrick EM[6], Meylor de Mooij M[6], Gostout B[5], Famuyide A[5].

・妊婦健診の約半分を遠隔で行うプログラムの安全性と有用性：RCT
・自宅用の胎児ドップラーと血圧計を提供
・患者満足度は向上、ストレスは減少し、学会推奨の健診実施が可能だった

遠隔NST/CTG

Pushing the Boundaries of Care

Introducing INVU by Nuvo™
The first FDA-cleared, remote monitoring system designed to transform pregnancy care.

Remote monitoring has proved to reduce costs and improve outcomes
・Higher birth weight
・Reduced fetal mortality
・Increased patient satisfaction

Nuvo公式ウェブサイト

・自宅用の遠隔NST/CTGシステム（米国）
・子宮収縮測定機能と胎児心拍測定機能はともに米国FDAの認可を取得
・エビデンスをもとに遠隔妊婦健診などに活用されつつある

ている健診の内容を、オンラインでもきちんと実施することができた、というものです。大きな合併症のトラブルも増えなかったという結果が示されています。オンラインですべて妊婦健診ができるわけではないとは思いますが、半分ぐらい置き換えても支障はないし、むしろいろいろなメリットがあることがわかったということです。同じぐらいの妊婦健診回数である日本も、今後どのようにオンライン健診が導入されていくか、私自身も注目しています。

　ちなみに遠隔で胎児心拍とか子宮の収縮をチェックする機器は日本でも使われ研究もされているのですが、米国では子宮収縮測定と胎児心拍測定の機能を持った機器が米国 FDA の認可を取得しており医療機器として認められています。もちろん臨床試験を踏まえたエビデンスがあるからなのですが、このような、エビデンスを持った遠隔での測定機器も徐々に普及しつつあります。

・妊娠糖尿病の管理へのアプローチ

　次に妊娠糖尿病の管理です。これもインターネットベースのセルフモニタリングです。自分で血糖管理をするときに、インターネットの技術を使ってより効率的にできるのではないかを、複数の研究を統合し分析をした研究報告があります。2016 年の報告ですが、9 つの研究から 852 名の患者さんを分析したところ、従来の方法に比べて有意にヘモグロビン A1c の低下や帝王切開率の減少が認められたという報告がされています。この血糖管理というテーマでは遠隔医療が盛んに実施されているので、今後どんどん活

妊娠糖尿病の管理

Review　J Med Internet Res (IF: 5.03; Q1), 2016 Aug 15;18(8).e220. doi: 10.2196/jmir.6153

Efficacy of Internet-Based Self-Monitoring
Interventions on Maternal and Neonatal Outcomes in
Perinatal Diabetic Women: A Systematic Review and
Meta-Analysis

・血糖管理を要する妊婦のインターネットを用いた自己管理：SRMA
・9つの研究から852名の患者が含まれた
・従来法に比べて有意にHbA1cの低下と帝王切開率の減少が認められた

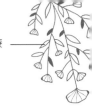

用されていくのではないかと思っています。

・妊娠高血圧症候群の発症予測

こちらはメタボロ
ミックダイアグノス
ティックス（Metabolo-
mic Diagnostics）とい
う企業の取り組みを紹
介します。血液検査に
よりいろいろなバイオ
マーカーを使って、初

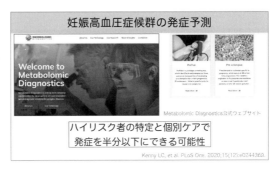

めて妊娠された妊婦さんの妊娠高血圧症の発症予測を専門にしている
企業です。企業曰く、バイオマーカーや妊婦の体重を組み合わせるこ
とで高い確率でハイリスク者の特定ができ、そこに個別ケアを組み合
わせることで妊娠高血圧症の発症を半分以下にできる可能性がある、
ということで研究を進めているようです。まだ臨床応用はされていな
いと思うのですが、大きな期待が寄せられる分野です。

・体重管理へのアプローチ

体重管理も結構いろいろなアプローチがされています。例えば
2020年に報告された
研究では、もともと過
体重または肥満の妊婦
さんを対象にして、リ
モートでの生活習慣へ
の介入を実施しました
（RCT）。4つの支援プ
ログラム、つまり体

重、食事、運動、そしてストレスマネジメントについて遠隔支援プログラムを提供して、通常のケアと比べてどうだったのかを検討しています。遠隔支援のプログラムを提供したグループでは、有意に妊娠中の体重増加を抑制できたという結果が示されています。妊婦の行動をいかに変えていくかという行動変容については、オンライン・リモートでのアプローチが非常に有効だというエビデンスがいろいろ報告されてきています。

・睡眠の質へのアプローチ

　それから、妊娠中の睡眠です。これに関しても研究があります。2020年の報告で、パイロットRCTと言って試験的な小規模RCTの報告です。妊娠後期の妊婦を対象として睡眠に関するレクチャーと産後の遠隔フォローアップをした

睡眠の質

Controlled Clinical Trial　> J Clin Sleep Med (IF: 4.06; Q2). 2020 Aug 15;16(8):1265-1274. doi: 10.5664/jcsm.8484.

Effect of a behavioral-educational sleep intervention for first-time mothers and their infants: pilot of a controlled trial

・妊娠後期の妊婦を対象とした睡眠に関する教育：パイロットRCT
・自身と子どもの睡眠に関するレクチャーと産後の遠隔フォローアップ
・加速度計と睡眠日誌、アンケートによる評価
・受容は良好で、介入群では有意に母親の夜間睡眠時間が増加した

という研究です。なお、この研究では妊婦自身の睡眠だけではなく、生まれたお子さんの睡眠に関してもレクチャーをしています。さらに腕に付ける加速度計により夜中にどれくらい動いているのかをチェックし、睡眠日誌も付けてもらい、アンケートによる評価をしたものです。結果、妊婦の受け入れは良好で、介入をした群では有意にお母さんの夜間の睡眠時間が増えたと報告されています。小規模な研究なのですが、こうしたアプローチがこれから普及していくと、お母さんにとっては大きな味方になると思います。

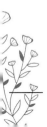

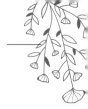

・精神的不安へのアプローチ

最後のトピックである精神的不安。これもメンタルヘルスの観点から盛んに研究が行われています。紹介するRCTも 2021 年に報告されているものです。うつ病のリスクが高め

精神的不安

Randomized Controlled Trial ▶ *J Med Internet Res* (IF. 5.03; Q1), 2021 Jan 27;23(1):e23410.
doi: 10.2196/23410.

Effectiveness of Smartphone-Based Mindfulness Training on Maternal Perinatal Depression: Randomized Controlled Trial

・うつのリスクがある妊婦へのスマホを用いたマインドフルネス：RCT
・妊娠初期から専門の心理学者による8週間のトレーニングを実施
・介入群では有意に妊娠後期のEPDS高値や不安症状を持つ妊婦が減少した

だと評価された妊婦に対して、スマホを用いたマインドフルネスを提供したという研究です。トレーニングを受けた専門の心理学者が妊娠初期から 8 週間のプログラムを提供し、うつ症状や不安症に対する影響を分析しました。介入をすると、EPDS（産後うつ病のスクリーニング調査票）高値や不安症状を持つ妊婦が減ったという結果が出ています。スマホを通じたマインドフルネスあるいはスクリーニングが効果的であることがだんだん分かってきています。

産後の課題

・母乳栄養の継続

母乳栄養の継続には多くの助産師や医師、病院が様々な工夫をして取り組んでいます。最近報告されたばかりの母乳育児支援に関するモバイルヘルスに関する論文を紹介します。15 個の RCT の研究を統合して分析をしたところ、モバイルヘルスを活用したグループでは母乳実施率や自己効力感が向上し、乳児の健康問題が起きる頻度が減少したことが示されています。これも行動変容の 1 つと言えるかもしれな

いのですが、モバイル
ヘルスでのアプローチ
は結構有効だとういこ
とが分かってきていま
す。

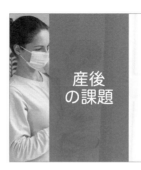

・搾乳が大変

　次に搾乳です。お母
さんは本当に苦労をさ
れていると思います。
最近ではこうした負担
を減らそうと、ウェア
ラブルマッサージブラ
というものが販売され
ています。普通に下着
として着用していれ
ば、ブラに機械が付い
ていて乳房マッサージ
をしてくれるというも
のです。マッサージ方
法はかなり分析されて
いて、母乳を出すのに

母乳栄養の継続

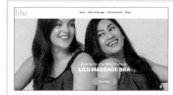

Review　〉JMIR Mhealth Uhealth (IF: 4.77; Q2). 2021 Jul 16;9(7):e26098. doi: 10.2196/26098.

The Value of Mobile Health in Improving
Breastfeeding Outcomes Among Perinatal or
Postpartum Women: Systematic Review and Meta-
analysis of Randomized Controlled Trials

・母乳育児支援に関するモバイルヘルス(mHealth)：SRMA
・計15のRCT（対象者4,366人）が含まれた
・有意に母乳実施率の向上、自己効力感向上、乳児の健康問題減少を認めた

搾乳が大変

・世界初のウェアラブルマッサージブラ
・電動搾乳機と組み合わせて使うことで楽に効率的な搾乳

効率的なマッサージをしてくれるということです。このブラに電動搾
乳器を組み合わせて使うことで、楽に効率的な搾乳ができます。ハン
ズフリーなので、お子さんの世話もできるし、家事もできるというこ
とで、非常に革命的な製品が市場に登場してきているなと感じていま
す。

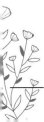

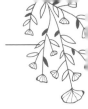

・産後の血圧管理

産後、頻繁にはお母さん達に病院に来てもらうことができません。そこで、妊娠高血圧症候群の患者さんを対象に、リモートによる遠隔血圧管理の効果を分析した研究があり

産後の血圧管理

Controlled Clinical Trial ＞ Am J Obstet Gynecol (IF: 9.00; Q1). 2020 Oct;223(4):585-588. doi: 10.1016/j.ajog.2020.05.027. Epub 2020 May 19.

Telehealth with remote blood pressure monitoring compared with standard care for postpartum hypertension

・妊娠高血圧症候群を有する患者の産後の遠隔血圧管理：non-RCT
・タブレットとBluetooth接続の血圧計により自動データ送信（6週間）
・介入群では産後6週間までの高血圧関連再入院が有意に減少した

ます。タブレットや Bluetooth 接続の血圧計を貸し出して、産後 6 週間自動的に血圧データが研究機関に送信されるという仕組みで、リアルタイムに毎日の血圧をチェックしました。そこから得られたデータを基に患者さんにフィードバックをするという仕組みです。この介入をしたグループでは、産後 6 週間に（医療者としては最も避けたい）高血圧関連の再入院が有意に減らせたと報告されています。遠隔医療が活躍する大きな分野になると感じています。

・産後うつ

産後うつですが、やはりメンタルヘルスの観点からアプローチがされています。これもモバイルヘルス、主にスマホのアプリが多いのですが、今回紹介する論文では81個の研究結果をレビューしています。ツールの目的としては予防が一番多かったですが、スクリーニングや治療を目的としたものもありました。

産後うつ

Review ＞ J Med Internet Res (IF: 5.03; Q1). 2020 Apr 13;22(4):e17011. doi: 10.2196/17011.

Mobile Health for Perinatal Depression and Anxiety: Scoping Review

・周産期のうつや不安症に対するmHealthの活用：scoping review
・計81の研究報告をレビューした
・ツールの目的：予防（45％）、スクリーニング（27％）、治療（27％）など
・介入：心理教育（73％）、ピアサポート（18％）、心理療法（18％）など

介入方法としては、7割以上が心理教育を含めています。他にも、お母さん同士のピアサポートネットワークや、少し専門的な心理療法の提供など、たくさんのアプローチが試

産後うつ

> JMIR Mhealth Uhealth (IF: 4.77; Q2). 2021 Jan 11;9(1):e24045. doi: 10.2196/24045.

Clinical Advice by Voice Assistants on Postpartum Depression: Cross-Sectional Investigation Using Apple Siri, Amazon Alexa, Google Assistant, and Microsoft Cortana

- 産後うつに関する質問への音声アシスタントによる回答の内容や質を調査
- Apple Siri, Amazon Alexa, Google Assistant, Microsoft Cortanaが対象
- 音声認識の正確さ、回答有無、適切なアドバイスの有無によって評価
- 臨床的に適切なアドバイスは14%〜29%にとどまった

されています。既に実際に利用されているサービスもあります。

更に面白いのは、産後うつに関する質問への音声アシスタントによる回答の内容や質を研究した報告です。Apple Siri、Amazon Alexa、Google Assistant、Microsoft Cortana を対象に、産後うつに関する質問を投げかけたときに、どのような回答を返してくれるのかを分析しました。臨床的に適切なアドバイスは、残念ながら3割以下しかできなかったようです。ここはまだ改善の余地があるという結論ですが、自宅でスクリーニングができたり、臨床的に有用なアドバイスができたら大きな効果が期待できると思っており、私はこのテーマにとても興味を持っています。

最後に私自身の研究紹介です。オンラインによる EPDS 評価についての報告です。2020 年 2 〜 6 月にオンラインで EPDS を実施して回答が得られた 1,639 件を分析しました。コロナ禍という影響があったかもしれませんが、産後 1 年間のお母さんでは 9 点以上のハイリスク者が 35 % とかなり多かったので

産後うつ

オンラインによるEPDS評価の有用性に関する後方視的検討（原著論文）
Author：温見 大介（東京大学 大学院医学系研究科公共健康医学専攻臨床疫学・経済学）, 康永 秀生, 温畑 伸明
Source：東京産科婦人科学会会誌 (2186-0599)70巻2号 Page154-158(2021.04)

- オンラインによるエジンバラ産後うつ病質問票(EPDS)を用いた後方視的研究
- 2020年2〜6月に回答が得られた1,639件を分析
- EPDS合計点が9点以上のハイリスク者は574件(35%)だった
- 産後0〜2、3〜5、6〜11ヵ月でいずれも30%以上だった

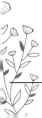

す。しかも、産後2か月以内、3〜5か月、半年以降と時期を分けて分析するとどの時期でも30％以上でした。この結果から、産後1か月を過ぎても産後うつのハイリスク者が相当数いることが分かりました。引き続き私もオンラインによるアプローチを続けていきたいと思っています（令和2年9月〜令和4年2月にかけて横浜市、東京大学等と共同で実施した実証事業においてランダム化比較試験を行い、妊娠中からオンライン医療相談を提供された群では、サービス提供のなかった対照群に比べて産後うつ病高リスク者の割合が相対的に33.5％低かったという結果が得られました）。

医療従事者に求められるもの

最後に、医療従事者に求められるものということで、お話を締めたいと思います。

フェムテックとして、女性の健康や医療に関わる様々なアプリ

個人個人のリテラシーがより重要に
・様々なアプリやプロダクトが社会に溢れる時代に ・医療機関の指示と無関係にサービスが使われる ・それぞれにエビデンスがあるか分からない ・医療従事者としてもリテラシーが必須な時代に

やプロダクトが社会にあふれてきているため、医療機関の指示とは無関係に、いろいろな人がいろいろなサービスを使う時代になっています。もちろんそれらを止めることはできません。そういったサービスそれぞれにきちんとエビデンスがあるのかは分かりませんが、医療従事者もある程度把握しておくことは、リテラシーとして不可欠な時代になっているのではないかと考えています。

日本でも様々な新しい規制や枠組みが検討されています。遠隔医療に関しても厚生労働省が指針を出し、継続的な検討・更新がされていますので、常にチェックしてアップデートしていくことも、すごく大事になると思います。

　以上、皆さんにとって少しでも有用な情報になれば幸いです。

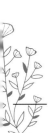

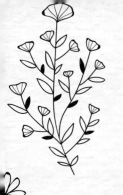
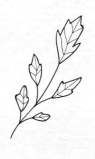

12、
更年期以降の
健康課題 × フェムテック

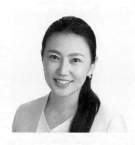

飯田 美穂
慶應義塾大学医学部 衛生学公衆衛生学

プロフィール

慶應義塾大学医学部卒。亀田総合病院での初期臨床研修を経て、慶應義塾大学医学部産婦人科学教室に入局。産婦人科専門医取得後、同大学大学院医学研究科博士課程に進学。医学博士号取得後、同大学医学部衛生学公衆衛生学教室に出向。現在は同教室専任講師として、疫学研究や学生教育に従事する傍ら、女性ヘルスケア診療、そして産業医として働く女性の健康支援に取り組んでいる。社会医学系専門医・指導医、産婦人科専門医、女性ヘルスケア専門医、他。

現代の女性は人類でかつてないほど長生きするようになり、現在そして未来の日本人女性は人生の約半分もしくはそれ以上を、女性ホルモンの分泌が失われた閉経後の期間として過ごしていくことになります。閉経年齢が平均寿命と同じかそれ以前であった80年以上前の女性たちが直面することのなかった高齢期の健康課題に、より多くの女性が向き合うことになるでしょう。また、我が国の労働力人口総数に占める女性の割合は増加傾向にあります。そんな中、45歳から54歳の「更年期世代」の女性たちは、働く女性全体の約4人に1人という時代です。多くの女性たちが更年期特有のエストロゲンの激しいゆらぎによる不調を抱えながら仕事をしている実態も、近年明らかになってきています。このような時代において、更年期以降の人生が少しでも快適に、そして健康に過ごせるよう、フェムテックの発展に期待が寄せられています。

　更年期以降の健康課題は多岐に及びますが、本稿では、「更年期障害」「デリケートゾーントラブル」「骨粗鬆症」の3つについて、ご紹介します。

更年期障害

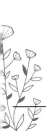

　更年期障害は単に加齢や女性ホルモンの低下に起因する生物学的要因だけではなく、心理的・性格的な要因、さらに人間関係や生活習慣などの社会的・環境的要因が複雑に絡み合うことにより、多彩な症状が発現すると考えられています（スライド1）。客観的な評価が難しいことから、予防法や早期発見に関する科学的エビデンスが得られにくいという課題はありますが、近年では国内でも様々な調査が行われるようになりました。日本医療政策機構が2018年に実施した

調査によると更年期症状や更年期障害によって、仕事のパフォーマンスが半分以下にまで低下している就労女性が 46％もいることが明るみになりました。その後、2021 年にNHK や他機関が共同で実施した調査結果から、更年期症状が原因で仕事を辞めた経験がある 40-50 代女性は 46 万人に上り、それに伴う経済損失は年間

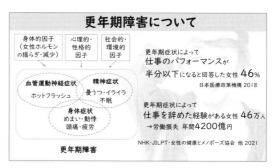

で約 4,200 億円に達することが推計されました。そこで、国も労働損失の抑制という観点から更年期女性の健康支援に注力し始めているのです。

　ホルモンの変動や低下に強く関連する症状として知られているのが、ホットフラッシュに代表される血管運動神経症状です。2019 年12 月から 2020 年 2 月にかけて、ヨーロッパ・アメリカ・日本の更年期女性約 2 万人を対象に、更年期症状に関するアンケート調査を行ったところ、「ホットフラッシュを経験したことがある」と回答した女性は、いずれの国も 6 〜 7 割であったのに対し、「生活に支障を来すほどの状態」と回答した割合は、欧米が日本の 2 〜 3 倍に及びました（スライド 2）。また、ホットフラッシュの改善にはホルモン補充療法（以下、HRT）が有効ですが、医学的理由で HRT を受けられない女性

の割合が、どの国でも1割前後存在することも確認されました。ホットフラッシュの緩和方法として、HRT以外のニーズも存在することが示唆されたのです。

　海外では、このホットフラッシュを軽減する様々なプロダクトが開発されています。実際には暑くないにも関わらず、体から「暑い、熱を放出しなければ」という誤った信号を脳が受け取り、発汗する、というホットフラッシュのメカニズムの1つに着目し、大学と企業が共同研究で、手首から定期的に冷刺激を送ることでこの信号を抑制できる可能性を明らかにしました。その知見を活用し、ホットフラッシュやそれに伴う不眠に苦しむ更年期女性を対象に、ランダム化クロスオーバー試験が行われました。その結果、手首装着型の冷却デバイスを用いることで複数の睡眠指標が改善されました。具体的には、3分間の装着で部屋の温度が9度下がったように知覚することができ、不快感を改善できる、と報告しています。そのほかにも、ホットフラッシュの緩和効果を期待した様々な製品も開発・販売されています。一方、自由形式アンケートの質的分析では、デバイス群の方がプラセボ群よりも症状の緩和効果が得られたものの、デバイス群とプラセボ群をランダムに割り付けて比較したところ2群間で改善効果に差を認めなかった、と結論づけているものもあります。こうしたプロダクトには「プラセボ効果」も考えられるため、エビデンスの蓄積が必要と考えられます。

　更年期に特化したオンライン診療、健康相談サービスもフェムテックサービスの1つに位置づけられます。更年期の不調の背景には、女性を取り巻く社会環境や心理的要素があることから、女性の訴えに寄り添い、受容的・共感的理解を基盤とした支援サービスに、症状軽減への期待が寄せられてきました。実際、認知行動療法などの心理療法は、ホットフラッシュや不眠、不安や抑うつなどの更年期症状に有効

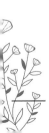

と考えられています。一方、過去10年間に報告された更年期に関するオンライン介入研究のレビュー論文では、そもそもの論文数が少なかったこと、また介入内容の具体的な記載が欠如しており、より具体的な方法を明記した研究の蓄積と効果検証の必要性を明らかにしました。近年、国内外の様々なスタートアップ企業がデジタルヘルスサービスを手掛けており、独自の更年期診断スコアやそれに基づいた個別化のセルフケアの提案、サプリメントの販売、専門家によるカウンセリング、それらの法人向けサービスなど幅広く展開されています。健康相談に対応する専門家の質の担保も重要です。更年期症状は多彩であり、どのような症状に対してどういった介入が有効なのか、データ検証やエビデンスが待たれます。

　更年期世代の女性が様々な不調を感じ始めた際、それが更年期に由来するものなのか否かについて、客観的な指標を求めて女性ホルモン検査を希望する女性は少なくありません。そのようなニーズに応えるべく、自宅でできる女性ホルモン検査キットも国内で販売されています。甲状腺疾患は更年期障害の重要な鑑別疾患であることから、甲状腺機能評価は有用ですが、女性ホルモン（E2）と卵胞刺激ホルモン（FSH）は閉経後2年程度まで値が大きく変動するため、必ずしも更年期障害の診断に有用ではないことに留意する必要があります。あくまで月経周期の変動をもって卵巣機能の低下を推定し、女性ホルモン測定は参考にとどめるべきというのが現在の医学的見解です。フェムテック企業は、専門家と連携しながら、科学的根拠に基づいたサービス・プロダクトを開発・販売することが極めて重要と考えられます。

デリケートゾーン
トラブル

GSM

　GSM は、Genitourinary Syndrome of Menopause（閉経関連泌尿生殖器症候群）の略語で、2014 年に提唱された、閉経に関連して起こる様々なデリケートゾーンのトラブルの総称です。これまでは「老人性腟炎」や「萎縮性腟炎」と呼ばれ、エストロゲンの分泌低下とともに腟の細胞が加齢・萎縮し、腟に炎症が生じることが病態の主体であるという考え方のもと、治療がなされてきました。しかしながら、腟炎が治っても、その周辺にある性器や尿路系の症状には対応しておらず、不快な症状に悩まされている女性が多くいたことから、腟以外の性器や尿路も含めて、診断・治療をし、女性の QOL の向上を目指そうという考えの下に、国際的に発展してきた領域です（スライド 3）。

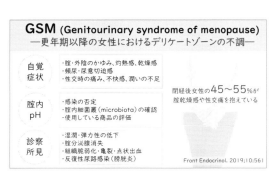

GSM (Genitourinary syndrome of menopause) ―更年期以降の女性におけるデリケートゾーンの不調―	
自覚症状	・腟・外陰のかゆみ、灼熱感、乾燥感 ・頻尿・尿意切迫感 ・性交時の痛み、不快感、潤いの不足
腟内pH	・感染の否定 ・腟内細菌叢（microbiota）の確認 ・使用している商品の評価
診察所見	・湿潤・弾力性の低下 ・腟分泌腺消失 ・組織脆弱化・亀裂・点状出血 ・反復性尿路感染（膀胱炎）

閉経後女性の45〜55%が腟乾燥感や性交痛を抱えている

Front Endocrinol. 2019;10:561

　GSM には大きく以下の 3 つの自覚症状の柱があります：①デリケートゾーンのかゆみや乾燥感、②尿のトラブルである頻尿・尿意切迫感、③性交時の痛みや不快感。これらは、エストロゲンが枯渇することで粘膜の潤いや弾力性が低下し、乾燥や炎症、痛みが生じやすくなるのです。更年期障害の一部として捉えられがちですが、更年期障害は原則閉経して 5 年以内に改善傾向を認めるのに対して、GSM は加齢やその他の病気を併発することで徐々に進行し、高齢になればな

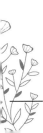

るほど多く見られる慢性的な症状、という違いがあります。閉経後女性の 45 〜 55 ％が GSM の症状を抱えているものの、医師に相談しにくい実態が海外の調査から示され、具体的には、37 ％の女性が「医師と GSM の話をすることに躊躇する」と回答し、やっと相談できた女性たちの間でも、半数以上が半年〜 2 年もの間症状を抱えていたという報告があります。

　そこで、セルフケアのニーズに対応したデリケートゾーンケア製品が、市場に数多く提供されるようになりました。2017 年に発表されたレビュー論文には、腟用・外陰部用に分けて製品の特徴がまとめられているほか、デリケートゾーンケアに適した製品の条件も記載されています（スライド 4）。GSM の治療は保湿剤等の非ホルモン療法、ホルモン療法、そしてデバイスの使用に大別されますが、ホルモン療法が原則禁忌である乳癌の女性たちのニーズから、ホルモンフリーかつ pH を考慮し刺激の少ないプロダクトや、レーザー治療機器などが開発・販売され、有効性に関するデータ検証も公開されています。

　一方で、GSM 関連プロダクトの流通には、懸念もあります。腟の中に挿入して使用するタイプのものも多く出回っていますが、海外では昔からドゥーチング（Douching）という腟洗浄の風習があり、匂いが気になる際や性行為の前後で腟の中を水やお酢で洗う文化が根付いていました。その後、様々な研究結果から、腟の中を洗うことで腟内に共生する細菌叢のバランスが崩れ、かえって病原性のある細菌が繁殖するリスクが高まることが示されました。すなわち、腟洗浄はむしろ有害であることが医学的に明らかと

GSMに対するデリケートゾーンケア製品
―配慮すべきポイント―

- 低刺激性
- ソープフリー
- pHフレンドリー
- マイルドな洗浄力
- 保湿
- 腟内細菌叢のバランスの維持

なり、学会や専門団体が発信を続けています。フェムテック製品の普及と並行して、正確な情報発信を行うことが重要と思われます。

骨盤臓器脱

　女性の骨盤には、膀胱、子宮、腸などの臓器がおさまっていますが、これらを支える骨盤底がゆるみ、臓器が腟から外に下がってくることで起こるのが、骨盤臓器脱（Pelvic Organ Prolapse、以下 POP）です。POP の危険因子は複数ありますが、加齢、人種（白人）、家族歴、肥満、多産、腟からの出産歴、便秘は、POP のリスクを増加させます。中でも加齢は最大の危険因子の 1 つで、10 年歳を重ねると骨盤臓器脱のリスクが 2 倍に上がるとも言われています。POP の正確な有病率を把握することは難しいですが、アメリカの研究者らは、

POP の自覚症状である腹圧性尿失禁を認める女性の割合を 35 ％と報告し、オーストラリアの研究者らはPOP の手術を受ける女性の生涯リスクを11 〜 19 ％と算出しています（スライド 5）。

骨盤底筋の健康

ー骨盤臓器脱 (POP; pelvic organ prolapse)・腹圧性尿失禁ー

POPの危険因子

【確実】
・加齢
・人種
・家族歴
・BMI上昇
・多産
・経腟分娩
・便秘

【可能性あり】
・閉経
・腹圧上昇
・周産期因子
　ー巨大児
　ー第2分娩期の長期化
　ー会陰切開
　ー硬膜外麻酔

腹圧性尿失禁の割合:
35%

POPの手術を受ける
生涯リスク:
11〜19%

BMJ. 2007;335:819-23.
Obstet Gynecol. 2010;116:1096-100.

　骨盤臓器脱やそれによる腹圧性尿失禁の対策は、便秘の解消や減量といった腹圧をかけないような生活習慣や骨盤底筋体操が基本となります。改善を認めない場合には装具療法、そして外科的な治療、という順番で進んでいきますが、手術療法には手術の合併症だけでなく耐久性の問題があり、5 年後再手術の割合が 5 〜 10 ％という報告もあります。より早い段階から安全かつ非侵襲的なアプローチ方法として、骨盤底筋体操や、尿漏れ予防のための腟内デバイスなどが開発さ

れています。特に骨盤底筋体操は、症状が出る前から行うことで予防効果が発揮されることが知られていますが、正しく実施できているかの確認が課題でした。スマートフォンと連動させて、どの程度の力が加えられているかを可視化できるような設計が工夫されるなど、テクノロジーの活用が今後も期待されます。

骨粗鬆症

骨粗鬆症は超高齢化社会である現代日本で早急に対策が必要な生活習慣病の1つであり、特に女性に多い病気です。日本における女性の骨粗鬆症発生数は、年間100万人以上と推計されています。ピーク時の骨量が男性よりも少なく、閉経に伴い女性ホルモンの分泌が激減するため、骨量が著しく減少します。寝たきりや要介護状態は、転倒・骨折が原因となっている場合も多いですが、高齢者が骨折する背景に骨粗鬆症があります。

骨粗鬆症の予防には、若年期に高い最大骨量を獲得しておくことが非常に重要ですが、閉経後もできるだけ骨量を維持するために、カルシウムやビタミンD・Kの積極的摂取や、運動・禁煙・節酒が有効で、特に運動においては、テクノロジーの活用に期待が高まっています。例えば、宇宙では無重力空間のため振動がなくなることで骨密度が低下し、骨量が減るということが分かっています。アメリカ航空宇宙局で実証された技術を基に開発されたプロダクトでは、振動による背骨や腰への機械的な刺激が骨密度の低下を抑制するというコンセプトで、1日30分の使用を5～10年継続することで、骨粗鬆症の発症を20～25年遅らせることができるという検証データを公開しています。骨粗鬆症のみならず、フレイルやサルコペニアといった加齢に伴

う健康障害の予防に効果を期待する製品も、開発・販売されています。

更年期以降の健康問題とフェムテックの今後のあり方

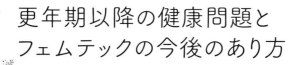

　フェムテックの普及により、これまで医療だけでは解決が難しかった更年期以降の健康課題に対し、女性自らが実行できるセルフケアや解決アプローチの幅が広がったことは、大変喜ばしいことです。特にこれからの女性は、更年期以降も働きながら、閉経後に増加する様々な慢性疾患と共存して生きていく時間がますます延伸することが予想されます。テクノロジーを活用しながら、エビデンスに基づいた方法で心身の健康の保持・増進につなげていければ、高齢になってもより豊かな人生を送っていけることでしょう。

　一方、有効性や安全性に問題のある製品・サービスは、ユーザーの経済的負担を増大させるだけでなく、健康被害にもつながる危険性を秘めています。医療者・研究者・企業が一体となり、「この製品が本当に女性のためになっているのか」という疑問を常に問い続けながら、エビデンスに基づいた製品の開発・販売を徹底することが重要と考えられます。

　※本稿では、トピックに関連したフェムテック関連商品・サービスの概要についてご紹介しましたが、特定の企業を推奨あるいは商品・サービスの使用を推奨するものではありません。

13、
セクシャル・リプロダクティブ
ヘルス & ライツと
フェムテック

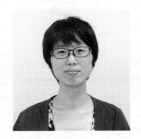

柴田 綾子

淀川キリスト教病院 産婦人科

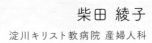

プロフィール

2006 年　名古屋大学情報文化学部 自然情報学科 卒業
2006 年　群馬大学医学部医学科 3 年次編入
2011 年　群馬大学医学部医学科 卒業
2011 年　沖縄県立中部病院 初期研修
2013 年　淀川キリスト教病院 産婦人科に入職し現在に至る
産婦人科専門医・周産期専門医

セクシュアル・リプロダクティブ ヘルス & ライツとは

セ クシュアル・リプロダクティブヘルス & ライツ（SRHR：Sexual and Reproductive Health and Rights）とは、1994 年の国際人口開発会議で提唱された「性や生殖に関する健康と権利」のことです（1）。まず、セクシュアルヘルスやリプロダクティブヘルスにおけるヘルス（健康）とは「病気ではないとか、弱っていないということではなく、肉体的にも、精神的にも、そして社会的にも、すべてが 満たされた状態（well-being）」とされています（日本 WHO 協会訳）（2）。私達は体や心だけではなく、性・性別／性活動、そして生殖・妊娠／避妊／中絶における健康を考えていく必要があります。

そして、私達 1 人ひとりは年齢や性別や社会的立場にかかわらず SRHR の権利を持っています。これは自分の性のあり方や生殖（避妊・妊娠・出産・中絶）について、自分自身で決めることができる権利です（3）。つまり SRHR とは、ジェンダーなど社会的性別を含む自分の性別、性活動のあり方、避妊をするしない、妊娠をするしない、中絶をするしないについて、誰からも強要されずに自分自身で決めることができ、健康な状態を保つために社会サービスや教育を受ける権利ということです。

図 1　個人の SRHR を実現するための社会制度と支援

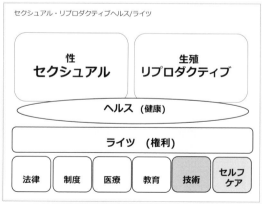

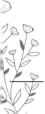

　国や社会は個人が持っている SRHR の権利を守るために、法律、政策制度、医療、教育（3）技術サービスの提供、セルフケアの支援を行っていく必要があります（図1）。

　今回はこの SRHR とフェムテックの関係についてご紹介していきます。

フェムテックと SRHR

「フェムテック」とは女性の健康課題を解決するためのテクノロジーを表す造語（Female + technology）です。SRHR においてフェムテックのようなセルフケアを支援する技術は非常に重要です。2019 年に WHO は、SRHR におけるセルフケアの重要性に関してガイドラインを発表しました（4）。さらに 2021 年には、これを発展させて健康と well-being においてセルフケアが重要であるとしました（Guideline on self-care interventions for health and well-being）（図2）（5）。SRHR を含んだ well-being において、1人1人のセルフケア能力（自身の体調管理や異常の早期発見）の重要性が高まっています。今回は、フェムテックの中でも、SRHR とセルフケアを支援する技術サービスを紹介していきます。

図2　SRHR におけるセルフケア支援

SRHR ×　セルフケア

1. 家族計画　（避妊・妊娠支援・不妊治療/ケア）
2. 性感染症、子宮頸がん、婦人科疾患
3. 安全な中絶の提供
4. 性に関する健康の促進
5. 妊婦健診・産後ケア・小児ケア

SRHR

- Improving antenatal, delivery, postpartum and newborn care
- Providing high-quality services for family planning, including infertility services
- Eliminating unsafe abortion
- Combating sexually transmitted infections, including HIV, reproductive tract infections, cervical cancer and other gynaecological morbidities
- Promoting sexual health

WHO Guideline on self-care interventions for health and well-being, p11

家族計画

族計画とは、個人やパートナーが自分たちが子供を持つ / 持たないを話し合い、子供の人数やタイミングなどを計画し、その計画に合わせて妊娠や避妊を行うことを指します。特に女性には想定外の妊娠による心身への負担は大きく、避妊や人工妊娠中絶は SRHR で重要な項目です。ここでは避妊法に関するフェムテックを紹介します。

① 避妊法

予期しない妊娠、望まない妊娠を減らす「確実な避妊法」は女性の健康にとって非常に重要な技術です。アメリカの CDC（6）が出している避妊法の一覧がありますが（図 3）（7）、残念ながら日本では世界で一般的に使われている避妊方法の一部しか使うことができません（図 3 で日本語訳されているもののみ使用可能）。世界で一般的に使われている避妊法のインプラント（皮下埋め込み型）、注射、避妊シールや膣内リングなどのテクノロジーは、日本では使えないのです。今回は、避妊薬の自己注射キットと避妊用アプリをご紹介

図 3 世界で使用されている避妊法

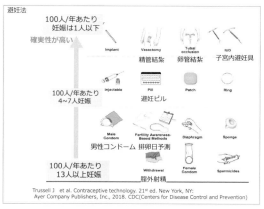

日本では日本語訳されている避妊法しか使用できない
（参考文献 7 の図を著者日本語訳）

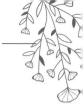

します。

A　自己注射キット

　女性ホルモンの黄体ホルモンを自分で皮下注射する 1 回分使い捨て
キットです (8)。1 回の注射で避妊効果が約 13 週間持続するため、
確実な避妊法として長期で使えることがポイントです。2015 年にイ
ギリスで認可され、今では WHO や CDC でも推奨されています。従
来は、産婦人科やクリニックに通院しないと注射による避妊薬は使え
なかったのですが、女性が自分で皮下注射をして確実な避妊が長期間
維持できるキットが開発され、避妊法へのアクセスが改善しました。
この自己注射のシステマティックレビューでは、クリニックに通院し
て皮下注射を受けた群と自己注射の群に分け比較したところ、自己注
射の方が継続率が高かったこと、妊娠率が非常に少なかったことが報
告されています (9)。自己注射で 100 人の女性のうち 1 年間で 1 人か
2 人しか妊娠しておらず、確実な避妊法だったことが分かります。ま
た、自己注射の群でも、副作用に大きな差はなかったことも報告され
ています。

B　避妊用アプリ

　これまでは月経日から、この日が安全日（妊娠しにくい）日である
と推測する避妊法は確実ではないため推奨されていませんでした
(Fertility Awareness based methods)。理由は、女性の排卵日や月経周
期はストレスや生活習慣等で容易に変化するためです。ところが今
は、月経周期の大規模データ等を使って、より精度の高い排卵日予測
のアルゴリズムが考え出されています。海外では、避妊法に使える月
経管理アプリがでてきました。

　スウェーデンの企業の Natural Cycle のアプリは、2018 年にアメリ
カの FDA の認可を取りました。月経が来た日と毎日の基礎体温を

測ってアプリに入力することで、当日の妊娠しやすさと避妊法の必要性を表示してくれるものです。避妊法の能力を表すパールインデックス（100 人の女性が 1 年間にこのアプリで避妊した場合の妊娠数）は約 3.5 〜 8.1 人です（10）。コンドームによる避妊法と比較し同等の避妊効果があるということで FDA に承認されました。この Natural Cycle の発展版として、ウェアラブルリングで基礎体温を測定して、それをアプリと連携させる方法も FDA に申請して認可がおりています。もう 1 つは、ドイツの企業の Clue Birth Control です。こちらは毎日基礎体温を入力しなくても、月経の記録を入力するだけで特殊なアルゴリズムから今日は妊娠しやすいか妊娠しにくいかを予測します。こちらも FDA で承認され、パールインデックスは、約 5.2 人（95 ％信頼区間 3.4 − 7.7 人）と報告されています（11）。

　他にも海外では、精子を動きにくくする腟ゲル（Phexxi ®）、子宮の中に精子が入りにくくする人工頸管粘液（OUI ®）、女性ホルモンが溶出する長期作動型避妊リング（Annovera ®）など、女性の希望や好みライフスタイルに合わせて避妊ができるような製品がいろいろ開発されています。

C　男性の避妊法

　男性の避妊法も開発が進んでいます。一般的にはコンドームか精管結紮（一般的にはパイプカットと言われている永久避妊法）のどちらかの選択肢しかありません。

　Coso® というデバイスでは、カップにお水を入れ超音波を睾丸に当てることにより、約 2 か月間男性主体での避妊ができる技術です。他にも、注射で精管を一時的に閉塞させるジェルを陰茎に入れ、一定期間避妊ができるといった技術（Contraline®）の研究も始まっています。

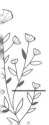

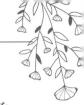

② 妊活支援

　次に、妊活を支援する排卵日予測と自宅ホルモン検査の技術２つを
ご紹介します。

A　排卵日予測

　ご自身で妊活を行う場合、排卵日を予測し排卵に近い日に性行為を
行います。最近の研究では、排卵日当日よりも排卵日の数日前の方が
妊娠しやすいと言われており (12)、排卵日を正確に予測できれば、
妊娠確率を上げることができます。実際にシステマティックレビュー
でも、自宅で排卵日の予測キットを活用することで妊娠率を高めるこ
とができるのではないかという報告があります (14)。WHO のセル
フケアのガイドライン中でも、セルフケアを支援するテクノロジーの
１つとして推奨されています (5)。

　排卵日を予測する１つの方法は基礎体温です。女性は排卵すると卵
巣から産生する黄体ホルモンが増加し基礎体温が上がります。この基
礎体温をモニタリングすることで排卵日をより正確に予測しようとい
う技術があります。一般的な基礎体温の計測は、朝起きてベッドの中
で婦人体温計を口腔内に入れ測定します。ところが毎朝体温計で測る
のは煩雑で忘れてしまうことも多いです。腕に巻き夜から朝に掛けて
連続的に体温を測ってくれる機器があります (Ava®、Tempdrop®)。
また、腟の中に入れておき深部体温を夜間モニタリングすることで排
卵日の予測をおこなうものがあります (Ovusense®)。

　排卵日の予測に基礎体温以外を使おうという試みもあります。例え
ば、おりもの（帯下）です。帯下は女性ホルモン量や排卵に応じて変
化しており、排卵前後に帯下の性状が変わるため、帯下を分析し排卵
を予測するものです (Kegg®)。他には、唾液の中のホルモンを分析
することで排卵日を正確に予測するもの (Ovacue®)、呼気中の二酸
化炭素の濃度を分析して排卵を予測するものもあります (Breathei-

lo®)。

B　自宅ホルモン検査

　排卵日予測や不妊治療でおこなう女性ホルモンの検査を自宅で測定
できるキットがあります。方法として、唾液で黄体ホルモンを測る
（Inne®）、尿でエストロゲンを測る（Mira®）、自分でホルモンの血液
検査ができるキット（Hertility®）などがあります。これらのキット
を使うことで、医療施設への通院回数を減らしたり、仕事と不妊検査
の両立をしやすくするなります。ただし、これらの自己検査キットで
は検査の精度や質について注意して使う必要があります。

感染症検査

性の性感染症は、将来不妊症にもつながる大きな健康課題で
す。自分で検査ができれば、医療施設の受診が難しい方でも、
性感染症の早期発見・治療につながるとWHOでも推奨しています
（5）。性感染症の自己検査キットのシステマティックレビューでは、
検査を受ける女性が増え、性感染症が見つかる患者さんも増えたとい
う報告があります（14）。

　自己検査キットの課題の1つは、自己採取検査の感度や精度です。
最近の研究では、クラミジアや淋菌感染では、医師が採取した検体
と、患者さんが自分で採取した検体では、感度に大きな差がないとは
報告されています（15）。また、子宮頸がんの原因となるヒトパピロー
マウイルス（HPV）という性行為でうつるウイルスにも自己検査キッ
トがあります。26か国50個の論文のレビューでは、HPVの自己検
査の感度は86-97.8%で、医師による検査と大きな差がありませんで

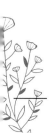

した（16）。WHO では、これらの自己検査キットを積極的に活用することはセルフケア支援として重要だと提案しています（5）。

　自己検査キットを改良し、より検査をしたくなるような、おしゃれなキットを開発している企業もあります（Sukha®）。腟の中に検査キットを入れるのが怖いという女性のために、ナプキンの形のものに生理血を染み込ませ検査ができるキット（GynPad®）、さらに、尿で性感染症の検査をするサービスもあります（Testimate®）。

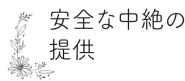

安全な中絶の提供

最後に、安全な中絶の提供について紹介します。日本では人工妊娠中絶手術が 1 年間に約 15 万件、1 日に約 400 件行われています（厚生労働省、2020 年）。予想外の妊娠が起きたとき、人工妊娠中絶を受けられずに妊娠が続くことは、女性の心身や人生へ悪影響であったり、生まれてきた子が虐待やネグレクトにさらされるリスクが高くなります。安全な人工妊娠中絶を受けることは SRHR でも重要な女性の権利です。人工妊娠中絶の方法には、薬剤による方法と手術による方法がありますが、日本では薬剤による中絶が認められていないため、全て手術を受ける必要があります（注）。一方で世界的には、妊娠初期であれば経口薬による中絶が主流です。さらに遠隔診療を取り入れることで、産婦人科に行かなくても自宅で人工妊娠中絶が安全に施行できるという研究がいくつかあります。経口の人工妊娠中絶薬による遠隔診療のシステマティックレビューは、手術による人工妊娠中絶と比較して成功率や合併症率は大きく変わらないと報告されています（17、18）。手術による女性の体への負担を減らし、安全な中絶へのアクセスを保証することは、SRHR において非常に重要な課題で

す。

　以上、SRHR とフェムテックについて、「家族計画」「感染症」「安全な中絶の提供」の３つを中心にご紹介しました。

　フェムテックの強みとして、自分の体や心の健康への意識を高めたり、異常を早く発見することで早期治療につなげやすくする、健康維持を支援するというものがあります。その反面、それぞれのサービスや技術の質が担保されているか、検査・介入した効果が確認されているか、そもそもサービス対象者は適切なのか（検査・介入すべき対象なのか）、また検査・介入による悪影響がないか等を議論することが必要です。SRHR においてセルフケア支援は非常に重要です。セルフケアを支援するフェムテックのニーズは、今後も高まっていくと期待しています。

　注：2021 年 12 月 22 日に製薬会社よりミフェプリストンとミソプロストールの経口人工妊娠中絶薬を厚生労働省に承認申請中

（参考文献）

1. Programme of Action.International Conference on Population and Development, UNFPA, the United Nations Population Fund.1994
https://www.unfpa.org/sites/default/files/event-pdf/PoA_en.pdf
2. 世界保健機関憲章前文（日本 WHO 協会仮訳）
https://japan-who.or.jp/about/who-what/charter/
3. Starrs AM, Ezeh AC, Barker G, Basu A, Bertrand JT, Blum R, Coll-Seck AM, Grover A, Laski L, Roa M, Sathar ZA, Say L, Serour GI, Singh S, Stenberg K, Temmerman M, Biddlecom A, Popinchalk A, Summers C, Ashford LS. Accelerate progress-sexual and reproductive health and rights for all: report of the Guttmacher-Lancet Commission. Lancet. 2018 Jun 30; 391（10140):2642-2692. doi: 10.1016/S0140-6736（18）30293-9. Epub 2018 May 9. PMID: 29753597.
4. WHO consolidated guideline on self-care interventions for health: sexual and

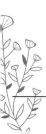

reproductive health and rights 2019.

5. WHO Guideline on self-care interventions for health and well-being. July 2021

https://www.who.int/publications/i/item/9789240030909

6. Contraception. National Center for Chronic Disease Prevention and Health Promotion

https://www.cdc.gov/reproductivehealth/contraception/index.htm（Last access 2022/04/24）

7. Trussell J, Aiken ARA, Micks E, Guthrie KA. Efficacy, safety, and personal considerations. In: Hatcher RA, Nelson AL, Trussell J, Cwiak C, Cason P, Policar MS, Edelman A, Aiken ARA, Marrazzo J, Kowal D, eds. Contraceptive technology. 21st ed. New York, NY: Ayer Company Publishers, Inc., 2018.

8. Cover J, Ba M, Lim J, Drake JK, Daff BM. Evaluating the feasibility and acceptability of self-injection of subcutaneous depot medroxyprogesterone acetate（DMPA）in Senegal: a prospective cohort study. Contraception. 2017;96 (3):203-210. doi:10.1016/j.contraception.2017.06.010

9. Kennedy CE, Yeh PT, Gaffield ML, Brady M, Narasimhan M. Self-administration of injectable contraception: a systematic review and meta-analysis. BMJ Glob Health. 2019 Apr 2;4 (2):e001350. doi: 10.1136/bmjgh-2018-001350. PMID: 31179026; PMCID: PMC6528768.

10. Bull J, Rowland S, Lundberg O, et al. Typical use effectiveness of Natural Cycles: postmarket surveillance study investigating the impact of previous contraceptive choice on the risk of unintended pregnancy［published correction appears in BMJ Open. 2019 Jun 14;9 (6):e026474corr1］. BMJ Open. 2019;9 (3):e026474. Published 2019 Mar 23. doi:10.1136/bmjopen-2018-026474

11. U.S. Food & Drug Administration. Clue Birth Control. February 18, 2021

https://www.accessdata.fda.gov/cdrh_docs/pdf19/K193330.pdf

12. Practice Committee of the American Society for Reproductive Medicine and the Practice Committee of the Society for Reproductive Endocrinology and Infertility. Electronic address: asrm@asrm.org. Optimizing natural fertility: a committee opinion. Fertil Steril. 2022 Jan;117 (1):53-63. doi: 10.1016/j.fertnstert.2021.10.007. Epub 2021 Nov 21. PMID: 34815068.

13. Yeh PT, Kennedy CE, Van der Poel S, et alShould home-based ovulation

predictor kits be offered as an additional approach for fertility management for women and couples desiring pregnancy? A systematic review and meta-analysisBMJ Global Health 2019;4:e001403.

14. Ogale Y, Yeh PT, Kennedy CE, et alSelf-collection of samples as an additional approach to deliver testing services for sexually transmitted infections: a systematic review and meta-analysisBMJ Global Health 2019;4:e001349.

15. Cantor A, Dana T, Griffin JC, et al. Screening for Chlamydial and Gonococcal Infections: Updated Evidence Report and Systematic Review for the US Preventive Services Task Force. JAMA. 2021;326 (10):957-966. doi:10.1001/jama.2021.10577

16. Kamath Mulki, A., Withers, M. Human Papilloma Virus self-sampling performance in low- and middle-income countries. BMC Women's Health 21, 12 (2021). https://doi.org/10.1186/s12905-020-01158-4

17. Aiken A, Lohr PA, Lord J, Ghosh N, Starling J. Effectiveness, safety and acceptability of no-test medical abortion (termination of pregnancy) provided via telemedicine: a national cohort study. BJOG. 2021 Aug;128 (9):1464-1474. doi: 10.1111/1471-0528.16668. Epub 2021 Mar 24. PMID: 33605016; PMCID: PMC8360126.

18. Endler, M, Lavelanet, A, Cleeve, A, Ganatra, B, Gomperts, R, Gemzell-Danielsson, K. Telemedicine for medical abortion: a systematic review. BJOG 2019; 126: 1094-1102.

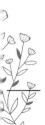

知りたい フェムテックの進歩
女性の生活の質―QOL―をアップする新技術

2022 年11月10日　初版発行

編　著　　林 謙治・渡邊 香

発行者　　橋詰 守

発行所　　株式会社 ロギカ書房
　　　　　〒 101-0052
　　　　　東京都千代田区神田小川町 2 丁目 8 番地
　　　　　進盛ビル 303 号
　　　　　Tel 03（5244）5143
　　　　　Fax 03（5244）5144
　　　　　http://logicashobo.co.jp/

印刷・製本　　藤原印刷株式会社
978-4-909090-82-9　C0047

助産師、看護師、産婦人科医、行政担当者 必読！！

第1回産前産後ケア・子育て支援学会の記録

産後ケアを日本の文化に

お母さんが安心して出産・育児ができる場をつくろう

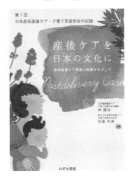

林 謙治 日本産前産後ケア・子育て支援学会理事長
松峯寿美 東峯婦人クリニック名誉院長
A5版・200頁・並製・定価：2,640円

●主要目次●